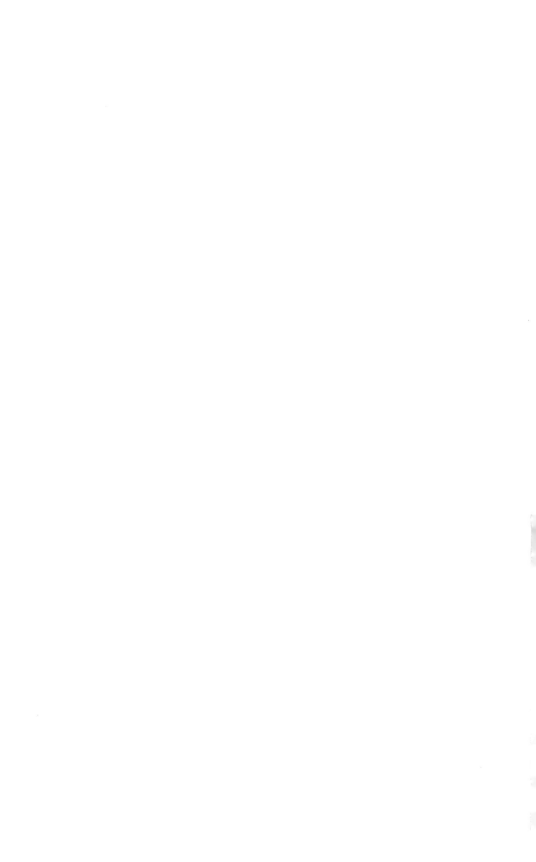

Ayuno Intermitente para Mujeres Mayores de 50,

Envejecimiento Saludable y Empoderamiento

Tu Guía Esencial para Aliviar los Síntomas de la Menopausia,

Perder Peso y Optimizar la Nutrición,
para una Mayor Longevidad

I

Evelyn Gonzales Dilworth

ISBN: 979-8-990-7601-2-7

Reconocimento

Las mujeres de habla hispana necesitan el conocimiento para empoderarse. Poder leer en el idioma de sus corazones las inspirará a tomar acción. Esta traducción fue posible gracias a una mujer a quien llamo mi hermana, Roxanna Pursel. Ella me ha animado y motivado con sus logros y habilidades organizativas. Una vez más, me ha impresionado con su destreza en la edición y traducción.

Tabla de Contenido

Introduction

Bienvenida a un viaje que podría redefinir su enfoque sobre la salud y el bienestar después de los 50 años. Permíteme compartir una historia, no de una figura lejana de una revista médica, sino la mía propia. Después de años navegando por los mares impredecibles de la menopausia y siendo testigo de muchas mujeres luchando con desafíos similares, descubrí una mejor salud con el ayuno intermitente. El ayuno intermitente, o A.I., fue un cambio de estilo de vida transformador que reavivó mi energía, estabilizó mi peso y trajo un nuevo equilibrio a mi vida.

Mi nombre es Evelyn Dilworth, y he dedicado más de cuatro décadas de mi vida al campo de la salud, desde las bulliciosas salas de los hospitales hasta el entorno íntimo del asesoramiento uno a uno. Mi trayectoria como enfermera me ha permitido presenciar la resistencia del espíritu humano de todas las edades. Explorar el ayuno intermitente enriqueció mi comprensión profesional y marcó un punto crucial en mi viaje de salud. Esta experiencia y mi investigación extensa forman la base del libro que tienes en las manos.

Este libro nace del deseo de empoderar a las mujeres mayores de 50 años, como tú, para recuperar su salud y vitalidad, especialmente durante y después de la transición de la menopausia. No se trata simplemente de perder peso; se trata de iniciar una transformación holística. Mejorar la longevidad implica alinearse con los ritmos naturales de tu cuerpo y aliviar los síntomas de la menopausia. Mi visión es iluminar el camino hacia un cambio de estilo de vida sostenible, alejándote de las dietas de moda de corta duración y de las tendencias de salud infundadas.

Tú, la mujer resiliente que navega por las complejidades de la menopausia, estás en el corazón de este libro. Para resonar con tus experiencias únicas y abordar tus preocupaciones, sueños y búsqueda de una vida vibrante y saludable, este libro considera a la saludable tú. Para la mejor salud, combina el ayuno intermitente, una dieta nutritiva basada en plantas y sincronización con los ritmos circadianos naturales. Este libro presenta un plan integral pero accesible para rejuvenecer tu bienestar. Esta guía es un consejo práctico respaldado por investigaciones científicas, salpicada de historias de éxito que te ayudarán a tener éxito en tu viaje de salud. Es crucial para mí que entiendas el 'cómo' y el 'por qué' detrás de cada recomendación. Además, confrontaremos y disiparemos los mitos que rodean al ayuno intermitente para las mujeres de nuestro grupo de edad, asegurándonos de que estés informada y segura.

¿Quién acuñó los términos seniors o baby boomers? La revista AARP de la Asociación Americana de Personas Jubiladas se dedica a las necesidades de la población que son mayor 50 años de edad. Puede que no te consideres una persona mayor, pero aún tienes la oportunidad de aprovechar los descuentos ofrecidos para los mayores de 50 años. El término senior en este libro será intercambiable con aquellos de 50 años o más. El A.I. tiene beneficios tanto para hombres como para mujeres. Las mujeres tienen necesidades especiales que reconocen e incluyen cambios hormonales en el cuerpo.

¡Hoy es el comienzo del resto de tu vida! ¿Por qué esperar para mostrarte el cuidado y el amor que mereces? Dile a tu niña pequeña—la versión más joven de ti misma—que está segura y que ahora cuidarás mejor de ella. Tú—la mujer en la que te has convertido—sabes que debes amarte y cuidarte. ¡Nadie más puede hacerlo mejor! El ayuno intermitente es parte del autocuidado. En lugar de probar otra dieta de moda y llevar tu cuerpo a problemas, adopta un cambio de estilo de vida para la salud. El empoderamiento saludable es tu objetivo y futuro. ¡Vale la pena el tiempo y el esfuerzo!

Los siguientes capítulos profundizarán en los beneficios transformadores esenciales para encontrar tu enfoque y crear un plan y estilo de vida con ayuno intermitente. Entenderás cuáles son los superalimentos que mejor se adaptan al cuerpo femenino y cómo están involucrado con la salud menopáusica. Te empoderarás a tu yo mayor con el conocimiento y las herramientas para optimizar la salud a través del ayuno intermitente y la nutrición.

Este viaje podría desafiar algunas de tus creencias arraigadas sobre la salud y el envejecimiento, pero te invito a abordarlo con una mente abierta y un corazón dispuesto. La transformación no es solo una posibilidad; está a tu alcance. Este libro es más que una guía—promete apoyo, comprensión y una exploración compartida de lo que significa prosperar después de los 50. Embarquémonos en este viaje juntas, abrazando cada paso con curiosidad y disposición para abandonar creencias o tradiciones no científicas. El camino hacia una tú rejuvenecida y más saludable comienza ahora. ¡Buena salud para ti!

1
El Por Qué y Cómo del Ayuno Intermitente

Conceptos Básicos del Ayuno Intermitente, Ritmo Circadiano y Regulación Hormonal.

El ayuno intermitente (A.I.) puede relacionarse con los períodos de banquete o hambruna de nuestros antepasados. Está basado en el ritmo de comer y ayunar. Este método trata de algo más que gestionar el peso. El A.I. puede aliviar los síntomas menopáusicos, mejorar la salud, aumentar la energía y proporcionar otros beneficios documentados para la salud. Promueve alcanzar objetivos de salud sin las cargas de dietas de moda restrictivas y el estrés del peso yo-yo en el cuerpo. La mejora de la salud conduce al empoderamiento y a una longevidad vibrante.

En esta etapa de la vida, tomar el control de tu salud explorando prácticas como el ayuno intermitente puede abrir las puertas a una vitalidad renovada y bienestar. Sin embargo, esta exploración debe ser siempre un compromiso con la seguridad y tomar de decisiones informadas. Reconocer cuándo tu cuerpo está señalando un cambio, entender cómo las condiciones preexistentes interactúan con el ayuno, asegurar que tu dieta proporciona todos los nutrientes necesarios y buscar orientación profesional cuando sea necesario son pasos que protegen tu salud. A medida que avanzamos, recuerda que el ayuno intermitente no es solo una elección dietética, sino una herramienta para nutrir tu cuerpo, que requiere respeto, atención y conocimiento para aprovechar plenamente sus beneficios.

Conceptos Básicos del Ayuno Intermitente

En su núcleo, el ayuno intermitente implica ciclos alternos de comer y ayunar. A diferencia de los planes dietéticos que dictan meticulosamente qué comer, este enfoque se centra en cuándo comer. En la simplicidad del ayuno intermitente, esta técnica tiene un impacto profundo en el cuerpo, ofreciendo un cambio de la comida constante hacia períodos de descanso necesario para el cuerpo, especialmente el sistema digestivo.

Explorar el panorama de los métodos de ayuno revela un espectro de opciones, cada una con su ritmo y beneficios. El método 16/8, ayunar durante 16 horas y comer dentro de una ventana de 8 horas, se alinea bien con las rutinas diarias, convirtiéndolo en una opción popular para los recién llegados. Encontrarás detalles sobre cada método en los capítulos siguientes. En el otro extremo del A.I., el método 5:2, que implica comer normalmente durante cinco días y restringir estrictamente las calorías durante dos días, presenta una alternativa que algunos encuentran más manejable a largo plazo. Estos métodos, entre otros como el protocolo Eat-Stop-Eat o el ayuno en días alternos, se adaptan a diversos estilos de vida y objetivos, subrayando la adaptabilidad del ayuno intermitente a las necesidades individuales.

Pregúntate: ¿Cuáles son mis objetivos? ¿Qué beneficios de salud necesito obtener del A.I.? ¿Qué puedo lograr con mis condiciones de salud?

Sumergirse en la ciencia detrás del ayuno revela su papel en la promoción de la pérdida de grasa y la salud metabólica. El proceso de ayuno desencadena un cambio metabólico, desplazando el consumo de energía del cuerpo de la glucosa a la grasa. Esta transición no solo ayuda en la reducción de peso, sino que también mejora la sensibilidad a la insulina, reduce la inflamación y estimula la autofagia, el mecanismo del cuerpo para la reparación y limpieza celular. Estos beneficios fisiológicos, respaldados por estudios científicos, destacan el potencial del ayuno para revitalizar los sistemas del cuerpo.

Emprender el ayuno intermitente puede necesitar un enfoque cauteloso. Muchos gestionan condiciones crónicas o toman medicamentos, como la insulina, que requieren la ingesta de alimentos. El primer paso implica hacer una cita con un proveedor de atención médica para adaptar el plan de ayuno al estado de salud de uno y asegurar que complementa los tratamientos en curso. Esta medida de precaución facilita una entrada segura al ayuno, mitigando posibles riesgos y alineando la práctica con las señales y necesidades del cuerpo.

En esencia, el ayuno intermitente es un testimonio al poder de tiempo en la nutrición del cuerpo. Sus principios, basados en los ciclos innatos del cuerpo, ofrecen una avenida prometedora para las mujeres mayores de 50 años que buscan rejuvenecimiento, equilibrio y alivio de los sofocos.

1.2 Comprender el Ritmo Circadiano de Tu Cuerpo

El ritmo circadiano, a menudo llamado el reloj interno del cuerpo, orquesta una sinfonía de procesos fisiológicos, alineándolos con el ciclo de 24 horas de día y noche. Este ritmo influye en los patrones de sueño, las señales de hambre, la liberación de hormonas e incluso la temperatura corporal, lo cual es crítico para mantener la salud metabólica y el bienestar general. Para las mujeres mayores de 50 años, apreciar y sincronizarse con este ritmo natural puede marcar una diferencia significativa en la gestión de los desafíos físicos y emocionales de la menopausia.

Cuando alineamos los horarios de ayuno intermitente con nuestro ritmo circadiano, apoyamos el diseño inherente de nuestro cuerpo, optimizando los niveles de energía y mejorando la calidad del sueño. Por ejemplo, comer en armonía con las horas de luz asegura que la ingesta de alimentos coincida con los períodos de alta actividad metabólica, mejorando la digestión y la absorción de nutrientes. Por el contrario, ayunar durante la tarde y la noche se alinea con la inclinación natural del cuerpo hacia el descanso y la reparación, potencialmente amplificando los beneficios del sueño y del estado de ayuno en sí.

La menopausia trae consigo un cambio sísmico en el panorama hormonal de una mujer, a menudo interrumpiendo los ritmos circadianos establecidos. Esta interrupción puede presentarse de diversas maneras, desde insomnio y sudores nocturnos hasta fatiga diurna y cambios de humor. El ayuno intermitente emerge como un faro de esperanza en este escenario, ofreciendo una herramienta para realinear ritmos interrumpidos. Al regular los horarios de las comidas y los períodos de ayuno, el ayuno intermitente puede ayudar a estabilizar las fluctuaciones hormonales, facilitando la transición a través de la menopausia y restaurando un sentido de ritmo a la vida diaria.

Adaptar un horario de ayuno intermitente al ritmo circadiano único de uno implica observación y ajuste. Comienza con notar patrones naturales de vigilia, hambre y sueño. Muchos encuentran que su energía alcanza su punto máximo durante la mañana, decae en la tarde y disminuye en la noche. Alinear las ventanas de alimentación con los momentos de mayor energía apoya la salud metabólica y optimiza la utilización de nutrientes. Aquí hay pasos para adaptar el ayuno a tu ritmo circadiano:

- Rastrea tu ciclo natural de sueño-vigilia durante una semana: Anota cuándo te despiertas y te sientes cansada sin la influencia de alarmas o estimulantes. El seguimiento proporciona pistas sobre su ritmo circadiano intrínseco.

- Identifica tus altos y bajos de energía: Presta atención a cuándo te sientes más enérgica y cuándo experimentas caídas. Planifica tu ventana de alimentación para coincidir con tus períodos de alta energía.

- Sé consciente de la exposición a la luz: Para reforzar el ciclo natural de sueño-vigilia de tu cuerpo, expónte a la luz natural durante las horas de vigilia y limita la luz azul de las pantallas por la noche.

- Experimenta con las duraciones del ayuno: Comienza con una ventana de ayuno más corta, quizás 12 horas, y aumenta gradualmente a medida que te sientas cómodo. Observa cómo diferentes duraciones afectan la calidad del sueño y el nivel de energía.

Ajusta la composición de las comidas: Come alimentos que apoyen una energía sostenida. Los carbohidratos saludables, las grasas y las proteínas pueden estabilizar los niveles de azúcar en la sangre y mantener la alerta y el enfoque. Los carbohidratos complejos saludables incluyen una manzana o una batata.

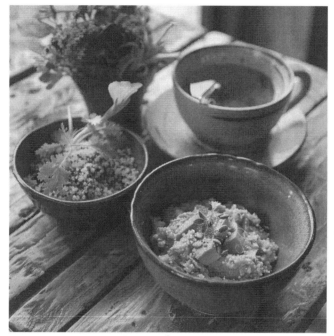

Guacomole-Quinua

Obtén grasas y proteínas saludables de la quinua y el guacamole. Aguacate maduro y jugo de lima. Pica un diente de ajo, tomate en cubos, cilantro, cebolla roja, comino y cayena. Mezcla con unas tres tazas de quinua cocida; disfruta frío o caliente.

Para muchos, alinear el ayuno intermitente con su ritmo circadiano se desarrolla gradualmente, requiriendo paciencia y disposición para adaptarse según la retroalimentación del cuerpo. El objetivo no es la rigidez, sino una integración armoniosa del ayuno en la vida diaria, respetando las señales del cuerpo y las variaciones estacionales de la luz del día. Este enfoque adaptativo no solo mejora los beneficios del ayuno intermitente, sino que también fomenta una conexión más profunda con la sabiduría natural del cuerpo.

Incorporar el ayuno intermitente en tu vida de una manera que respete tu ritmo circadiano puede transformar tu enfoque hacia la salud y el bienestar, particularmente durante los años de la menopausia. Es una estrategia que reconoce la complejidad del reloj interno del cuerpo, aprovechando sus mecanismos naturales para obtener mejores resultados de salud. Ya sea que estés navegando por los desafíos de la menopausia o buscando optimizar tu salud a medida que envejeces, entender y alinear tu ritmo circadiano a través del ayuno intermitente puede ser un paso decisivo hacia la vitalidad y el bienestar.

1.3 El Papel del A.I. en la Regulación Hormonal

Los cambios hormonales durante la menopausia marcan cambios significativos en la vida de una mujer. Se caracterizan por la desaceleración de los ciclos menstruales y una disminución en las hormonas reproductivas, particularmente el estrógeno y la progesterona. Esta transición a menudo desencadena una cascada de cambios fisiológicos que afectan el metabolismo, la densidad ósea y la salud cardiovascular. Los síntomas como los sofocos, las alteraciones del sueño y el aumento de peso se vuelven más comunes, reflejando el ajuste del cuerpo a estos cambios hormonales.

Investigaciones sugieren que el ayuno intermitente es fundamental para modular los niveles hormonales, aliviar los síntomas menopáusicos y promover la salud metabólica. Alternar entre períodos de alimentación y ayuno puede mejorar la sensibilidad a la insulina, un factor crucial en la gestión del peso y la salud metabólica. El páncreas produce la hormona insulina, que facilita la absorción de glucosa por las células. Una mejor sensibilidad a la insulina significa que el cuerpo puede regular el azúcar en la sangre de manera más eficiente. La resistencia a la insulina, una condición prevalente entre las mujeres postmenopáusicas, se da cuando el cuerpo no responde correctamente, resultando en niveles elevados de glucosa. El ayuno produce niveles más bajos de grelina, a menudo llamada la "hormona del hambre." La grelina señala al cerebro para estimular el apetito. Los períodos de ayuno regulan naturalmente los niveles de grelina, ayudando a controlar el hambre excesiva y promover la saciedad. Este equilibrio hormonal puede beneficiar particularmente a las mujeres que experimentan un aumento del apetito y aumento de peso durante la menopausia. Durante el A.I., los niveles de insulina disminuyen y permiten que tu cuerpo use la grasa almacenada como energía.

Estrógeno, Ayuno y Resultados de Salud

La disminución del estrógeno asociada con la menopausia contribuye significativamente a varios riesgos para la salud, incluyendo la osteoporosis y las enfermedades cardíacas. Curiosamente, el ayuno intermitente puede impactar la actividad hormonal, incluyendo el papel del estrógeno en el cuerpo. Aunque la relación directa entre el ayuno y los niveles de estrógeno requiere más investigación, la evidencia sugiere que el ayuno puede apoyar el equilibrio hormonal general, mitigando potencialmente algunos de los riesgos para la salud relacionados con la pérdida de estrógeno.

Un área de interés es el papel del ayuno intermitente en el apoyo a la salud cardiovascular. Las mujeres postmenopáusicas enfrentan un mayor riesgo de desarrollar problemas cardíacos, en parte debido a los niveles disminuidos de estrógeno. El ayuno puede mejorar los marcadores de salud cardiovascular, como la reducción de la inflamación y la disminución de los niveles de colesterol LDL "malo", ofreciendo así un efecto protector.

Abordar los Síntomas Comunes de la Menopausia

El ayuno intermitente ofrece un enfoque novedoso para gestionar los síntomas de la menopausia. Los sofocos, por ejemplo, pueden interrumpir la vida diaria y afectar la calidad del sueño. Aunque la conexión entre el ayuno y los sofocos no se comprende completamente, la evidencia inicial sugiere que la pérdida de peso y la mejora de la salud metabólica a través del ayuno pueden reducir su frecuencia e intensidad. De manera similar, el ayuno intermitente puede mejorar la calidad del sueño promoviendo un horario regular de comidas, alineándose con los ritmos circadianos naturales del cuerpo. Esta alineación puede ayudar a estabilizar los cambios de humor y mejorar el bienestar durante este período de transición.

La nutrición juega un papel crucial en el equilibrio hormonal. Una dieta rica en superalimentos, como frutas, verduras, proteínas vegetales y grasas saludables, puede apoyar la salud hormonal. Centrarse en alimentos altos en fitoestrógenos, como las semillas de lino y la soya, puede ofrecer beneficios naturales para el equilibrio hormonal durante las ventanas de alimentación. Otra hormona importante es la vitamina D (a la que muchos llaman simplemente "vitamina D"), con el calcio siendo esencial para la salud ósea, abordando el riesgo de osteoporosis que aumenta después de la menopausia.

1.4 Aliviar el Síndrome Metabólico

El síndrome metabólico, un conjunto de condiciones que incluye exceso de grasa corporal alrededor de la cintura, presión arterial alta y niveles elevados de azúcar en la sangre, junto con niveles anormales de colesterol, representa un riesgo significativo para la salud, especialmente en los años post-menopáusicos. El A.I. puede ser una herramienta poderosa para mitigar estos riesgos al mejorar la flexibilidad metabólica. Queremos que el cuerpo pueda cambiar eficientemente entre quemar carbohidratos y grasas.

Mejorar la flexibilidad metabólica puede llevar a una mejor gestión del peso, una reducción de la inflamación y niveles más bajos de azúcar en la sangre, lo cual es beneficioso para prevenir o gestionar el síndrome metabólico. Los períodos de ayuno alientan al cuerpo a aprovechar las reservas de grasa para obtener energía, disminuyendo la producción de colesterol del hígado y reduciendo los factores de riesgo asociados con las enfermedades cardiovasculares.

El impacto de las toxinas ambientales, conocidas como obesógenos, en el peso y el metabolismo subraya la importancia de una dieta limpia en cualquier régimen de ayuno. Estas toxinas, presentes en pesticidas, plásticos y ciertos alimentos, pueden alterar el equilibrio hormonal y promover el aumento de peso. Al elegir productos orgánicos, evitar alimentos procesados y centrarse en opciones ricas en nutrientes durante las ventanas de alimentación, las mujeres mayores de 50 años pueden mejorar los efectos desintoxicantes del ayuno intermitente, apoyando aún más el equilibrio hormonal y la salud metabólica.

El ayuno intermitente surge como un enfoque multifacético para navegar por los cambios hormonales de la menopausia. Al facilitar la regulación hormonal, apoyar la gestión del peso y ofrecer un potencial amortiguador contra los riesgos de enfermedades, esta práctica se alinea con los ritmos naturales del cuerpo, ofreciendo un camino hacia una mejor salud y vitalidad para las mujeres durante esta fase de transición.

1.5 Tipos de Ayuno Intermitente Adecuados para Personas Mayores

Las personas mayores, particularmente las mujeres mayores de 50 años, enfrentan desafíos y consideraciones únicos respecto al ayuno intermitente. El ayuno puede afectar un metabolismo más lento, cambios en los patrones de sueño, preocupaciones hormonales y diversas otras condiciones de salud. Comprender estas particularidades es crucial para seleccionar el método de ayuno intermitente más beneficioso y sostenible.

Para las mujeres en este grupo de edad, es fundamental abordar el ayuno intermitente con atención plena, prestando mucha atención a cómo responde el cuerpo a los cambios en los patrones de alimentación. Factores como las condiciones de salud existentes, los horarios de medicación y el estilo de vida deben ser significativos en la toma de decisiones. Por ejemplo, las mujeres con diabetes o aquellas que toman medicamentos que requieren ingesta de alimentos necesitan coordinar sus horarios de ayuno con sus proveedores de atención médica para ajustar las dosis o el tiempo según sea necesario.

El Método 5:2 y Sus Beneficios

El método 5:2 implica comer normalmente cinco días a la semana mientras se restringen las calorías a 500-600 en los otros dos días. La flexibilidad de este método lo hace atractivo, especialmente para aquellos que encuentran el ayuno diario demasiado restrictivo o difícil de mantener. El método 5:2 puede ser particularmente ventajoso para las mujeres postmenopáusicas, permitiendo una adaptación gradual al ayuno con una mínima interrupción de sus rutinas regulares. También ofrece al cuerpo tiempo para recuperarse entre los días de ayuno, lo cual puede ser beneficioso para mantener la masa muscular y asegurar una ingesta adecuada de nutrientes.

Ayuno Intermitente de 12 Horas: Comienzo Fácil para Principiantes

Se recomienda una ventana de ayuno de 12 horas para aquellos que son nuevos en el ayuno intermitente. Este enfoque se ajusta naturalmente al día, generalmente implicando ayuno desde la cena hasta el desayuno. Para las personas mayores, este método respeta la necesidad del cuerpo de descanso y rejuvenecimiento, alineándose estrechamente con el tiempo de inactividad natural del sistema digestivo durante la noche. Comenzar con un ayuno de 12 horas puede facilitar al cuerpo en el ayuno, apoyando el ritmo circadiano natural y mejorando la calidad del sueño, un aspecto de la salud que se vuelve cada vez más importante con la edad. Un ayuno de 12 horas es un excelente punto de partida.

Detalles del Método 16/8

El ayuno 16/8: Ayunar durante 16 horas y tener una ventana de alimentación de 8 horas es uno de los enfoques más populares del ayuno intermitente. La alineación de este método con los ritmos circadianos del cuerpo puede mejorar su viabilidad y efectividad para la implementación diaria. Para las mujeres mayores de 50 años, este método 16/8 ofrece un marco estructurado pero flexible para acomodar las necesidades del estilo de vida mientras promueve la salud metabólica. Fomenta la alimentación durante las horas de luz del día, apoyando la función metabólica óptima y alineándose con los patrones naturales de energía. Sin embargo, es esencial centrarse en alimentos ricos en nutrientes durante la ventana de alimentación para asegurar que el cuerpo reciba todas las vitaminas y minerales necesarios.

Perspectivas sobre el Ayuno en Días Alternos (A.D.F.)

El ayuno en días alternos (A.D.F.): Este ayuno alterna entre días de alimentación normal y días de ayuno completo o reducción significativa de calorías. La intensidad de este método requiere un mayor nivel de compromiso y puede ser más difícil de mantener a lo largo del tiempo. Por lo tanto, los que practican el ayuno en días alternos han considerado hacerlo bajo supervisión médica. Para las personas mayores, principalmente aquellas nuevas en el ayuno intermitente, comenzar con métodos menos intensivos y gradualmente avanzar hacia enfoques más desafiantes como el A.D.F. puede ser una estrategia para introducir el ayuno sin abrumar el cuerpo. Este enfoque gradual permite monitorear cómo responde el cuerpo al ayuno, haciendo ajustes para asegurar la seguridad y el bienestar.

La personalización es crítica para navegar estos métodos de ayuno intermitente. Las personas mayores, especialmente las mujeres mayores de 50 años, deben considerar comenzar lentamente, prestando atención a cómo responden sus cuerpos, y estar dispuestas a ajustar su enfoque según sea necesario. Mantener una dieta equilibrada durante las ventanas de alimentación es crucial, y centrarse en alimentos integrales que proporcionen una nutrición adecuada para apoyar la salud general y el bienestar es vital.

1.6 Creación de tu Plan Personalizado de A.I.

Al seleccionar y adaptar cuidadosamente los métodos de ayuno intermitente para que se ajusten a las condiciones de salud individuales, las preferencias de estilo de vida y las necesidades nutricionales, las personas mayores pueden aprovechar los beneficios potenciales del A.I. Mejorar la salud metabólica, aumentar la longevidad y tener una relación más empoderada con la comida y los patrones de alimentación son los objetivos.

Personalizar un plan de ayuno intermitente requiere una evaluación reflexiva de varios factores únicos para cada individuo. Este proceso asegura que el enfoque se ajuste perfectamente a tu vida y aborde tus objetivos de salud y necesidades nutricionales, especialmente durante la menopausia.

Evaluación de Necesidades y Objetivos Individuales

El primer paso para elaborar tu plan de ayuno intermitente implica examinar cuidadosamente tu estado de salud actual, las demandas de estilo de vida y los síntomas específicos de la menopausia que puedas estar experimentando. Es prudente considerar cualquier condición médica existente y cómo el ayuno podría influir en ellas. Por ejemplo, si tienes antecedentes de problemas de azúcar en la sangre, seleccionar un horario de ayuno que minimice el riesgo de episodios hipoglucémicos es crucial.

Puedes comenzar enumerando tus objetivos de salud y bienestar. ¿Aspiras a controlar tu peso, mejorar los niveles de energía o aliviar los síntomas de la menopausia como los sofocos? Puede que estés buscando mejorar tu longevidad general. Escribir y meditar sobre tus objetivos te guiará en la elección de tu horario de ayuno y el enfoque dietético durante las ventanas de alimentación.

Incorporando Necesidades Nutricionales Básicas

Una dieta equilibrada durante tus ventanas de alimentación es vital para asegurar que tu cuerpo reciba los nutrientes que necesita para prosperar, particularmente para las mujeres mayores de 50 años que pueden estar navegando la menopausia. El enfoque debe estar en alimentos ricos en el siempre importante calcio, vitamina D, magnesio y ácidos grasos omega-3 para apoyar la salud ósea, la regulación del estado de ánimo y la salud cardiovascular.

- **Calcio y Vitamina D**: Leche vegetal fortificada, vegetales de hojas verdes y pescado como el salmón y las sardinas son excelentes fuentes de calcio. La vitamina D se forma en la piel después de la exposición al sol. Los valores de laboratorio pueden decirte si necesitas un suplemento. El D3 es mejor absorbido con K2.

- **Magnesio**: Este mineral apoya cientos de reacciones bioquímicas en el cuerpo: producción de energía y función muscular. Come más nueces, semillas, granos enteros y vegetales de hojas verdes diariamente.

* **Ácidos grasos omega-3**: Los omega-3 benefician al cerebro y al corazón. Los alimentos ricos en omega-3 incluyen pescado graso, nueces, semillas de lino y semillas de chía.

¿Cómo sabes cuáles son tus necesidades personales? Un análisis simple de sangre y orina puede decirte qué falta o qué hay en exceso. Un examen físico anual puede verificar el funcionamiento general del hígado, riñones y otros aspectos básicos. Puede que tengas que pedirle a tu proveedor de salud que específicamente analice vitaminas, minerales, hormonas y marcadores de pruebas de laboratorio.

Recuerda hidratarte adecuadamente. El agua y los tés de hierbas pueden ayudar a mantener los niveles de hidratación, lo cual es crucial para la salud general y el ayuno efectivo.

Ajustándose al Estilo de Vida y Preferencias

Tu plan de ayuno intermitente debe ajustarse a tu estilo de vida, no al revés. Al elegir tu horario de ayuno, considera tu rutina diaria, compromisos laborales y vida social. Una ventana de alimentación más tardía podría funcionar mejor si tienes una rutina matutina más flexible. Por el contrario, una ventana de alimentación más temprana podría ser más práctica si las noches son tu momento para reuniones sociales.

La flexibilidad es clave. La naturaleza impredecible de la vida significa que algunos días no se alinearán perfectamente con tu plan de ayuno.

En esos días, permitirte ajustar tu ventana de alimentación puede ayudar a mantener la sostenibilidad de tu estilo de vida de ayuno a largo plazo.

Monitoreo del Progreso y Realización de Ajustes

Una vez que hayas comenzado tu plan de ayuno intermitente, llevar un diario de tu progreso puede ser increíblemente revelador. Anota los cambios en tu peso, niveles de energía, calidad del sueño y síntomas de la menopausia. Los diarios pueden ayudarte a identificar patrones y correlaciones entre tu horario de ayuno, elecciones dietéticas y cómo te sientes.

Por favor, revisa y evalúa regularmente tus objetivos para ver si tu plan actual te está ayudando a lograrlos. Si encuentras ciertos aspectos de tu plan desafiantes o no ves los beneficios esperados, considera ajustar tus ventanas de ayuno o enfoque dietético. Por ejemplo, experimentar con una ventana de alimentación más corta que termine más temprano en el día podría ayudar si tienes dificultades con bajones de energía en las tardes.

La belleza del A.I. radica en su flexibilidad y adaptabilidad a las necesidades y estilos de vida únicos de cada persona. Al ajustar tu enfoque basado en una evaluación y reflexión continua, puedes desarrollar una rutina de ayuno manejable que te acerque a tus objetivos de salud y bienestar. Recuerda, el plan más efectivo es aquel con el que puedes mantenerte consistentemente.

2
Fundamentos Nutritivos y Superalimentos

Comprar de Forma Limpia con un Presupuesto, Hidratación, Suplementos y Navegar las Fiestas

Superalimentos y Ayuno Intermitente

Imagina estar en una encrucijada del cambio, donde un camino lleva a ciclos interminables de tendencias dietéticas y el otro hacia un estilo de vida pleno de salud y vitalidad. Este capítulo te invita a seguir este último camino, combinando los poderosos efectos del ayuno intermitente con el rico y nutritivo mundo de la alimentación basada en plantas. No tienes que ser vegetariano o vegano para beneficiarte del ayuno intermitente. Revisar la ciencia de los alimentos de origen vegetal aumentará tu base de conocimientos. Tu yo empoderado y conocedor decide cómo alimentar mejor tu cuerpo.

Densidad Nutricional en Alimentos Basados en Plantas

Sabemos que los alimentos no son iguales en cuanto a nutrición. Los alimentos de origen vegetal destacan por sus altos niveles de vitaminas, minerales y fibra. Piensa en tu cuerpo como un vehículo de alto rendimiento; así como el combustible premium puede mejorar la eficiencia de un automóvil, los alimentos ricos en nutrientes pueden revitalizar tu salud. Por ejemplo, las espinacas, la col rizada y el brócoli no son solo "verdes", sino que están llenos de calcio, hierro y vitaminas esenciales que apoyan la salud ósea y el sistema inmunológico de tu cuerpo.

Intenta poner espinacas en la licuadora con unas onzas de jugo de naranja, un plátano y hielo.
La naranja supera el sabor verde. Puedes frotar toda la naranja e incluso comer la cáscara.
La cáscara de naranja tiene cobre, magnesio, calcio, ácido fólico y fibra.

Combinando Dietas Basadas en Plantas con el Ayuno

Cuando el ayuno intermitente se combina con una dieta basada en plantas, el resultado es una sinergia que puede equilibrar las hormonas y reducir la inflamación. Los períodos de ayuno ayudan a reiniciar el cuerpo, mejorando la sensibilidad a la insulina y fomentando la quema de grasa. Seguirlo con comidas basadas en plantas maximiza estos beneficios, introduciendo antioxidantes y nutrientes que combaten la inflamación y apoyan el bienestar general.

Cantidad de Proteína en las Plantas

La cuestión de la proteína en una dieta basada en plantas a menudo surge, especialmente para aquellos que asocian la proteína con fuentes animales. Sin embargo, muchas plantas son sorprendentemente ricas en proteínas. Por ejemplo, las lentejas, los frijoles, los garbanzos y la quinoa pueden satisfacer e incluso superar tus necesidades de proteínas. Es un mito que las dietas basadas en plantas carecen de este nutriente esencial; las plantas ofrecen una variedad diversa y accesible de proteínas. Grandes mamíferos fuertes o herbívoros como los elefantes, bisontes, rinocerontes e hipopótamos comen solo dietas basadas en plantas que satisfacen sus necesidades de proteínas.

En un artículo del 22 de junio de 2023, Harvard Health Publishing respondió: "¿Cuántos gramos de proteína se necesitan diariamente?". La Ingesta Dietética Recomendada (R.D.A.) para la proteína es de 0.36 gramos por libra, lo que cumple con los requisitos nutricionales básicos. Multiplica tu peso en libras por 0.36 para obtener tus necesidades diarias de proteínas. El USDA tiene un Calculador de Ingesta Dietética de Referencia (D.R.I.) que hace preguntas específicas para evaluar tus necesidades personales (nal.usda.gov). Si los números son importantes para ti, este puede ser un sitio web que tú y tu proveedor de salud pueden revisar juntos. Lo más importante es prestar atención a tu cuerpo y cómo te sientes.

La mayoría de las personas que comen la Dieta Americana Estándar (S.A.D.) consumen demasiada proteína.

La soya a menudo está rodeada de mitos que disuaden a muchos. Sin embargo, los productos de soya orgánica y no transgénica como el tofu, el tempeh y el edamame son excelentes fuentes de proteínas que benefician a las mujeres menopáusicas. Contienen fitoestrógenos, que pueden ayudar a equilibrar las hormonas de forma natural. Antes de descartar la soya basándote en rumores, considera las décadas de investigación que destacan sus beneficios para la salud, especialmente para la salud del corazón y la densidad ósea.

A medida que envejecemos, nuestras necesidades dietéticas cambian, particularmente las proteínas necesarias para mantener la masa muscular y apoyar la salud general. Una dieta basada en plantas que use una variedad de legumbres, granos enteros y nueces puede satisfacer eficazmente estas necesidades, incluso durante el ayuno intermitente. La variedad de proteínas vegetales asegura que los mayores satisfagan sus requerimientos de proteínas y disfruten de una variedad de nutrientes que apoyan un envejecimiento saludable. ¿Has probado el jackfruit, la quinoa o el arroz de coliflor, todos alimentos versátiles?

Proteína de guisante * Tempeh * Seitán * Yaca (Jackfruit)* Tofu * Lentejas * Frijoles negros * Garbanzos * Quinoa

Receta Fácil de Tofu:

Mezcla un montón de tofu firme en cubos con tu especia favorita o una cucharadita de salsa picante.

Hornea durante unos 20 minutos a 350°F.

Sirve el tofu horneado caliente o frío, en una ensalada, o como guarnición simple por sí solo; prueba un poco de tamari o salsa de soya al lado para mojar.

Planificación de Comidas para el Éxito

Con un poco de planificación, crear comidas nutritivas y satisfactorias durante tu ventana de alimentación se vuelve una segunda naturaleza. Prueba agregar una fuente de proteínas como frijoles o lentejas e incluir granos enteros como arroz integral o quinoa. Completa con grasas saludables de aguacates o nueces, y tendrás un plato equilibrado que alimenta tu cuerpo y complementa tu horario de ayuno.

Incorporar comidas basadas en plantas en tu rutina de ayuno intermitente no significa renunciar a todos los productos animales de la noche a la mañana. Nadie es un modelo perfecto de salud. Se trata de hacer elecciones más conscientes que beneficien a tu cuerpo y al planeta. El cambio hacia una alimentación basada en plantas, complementado por el ayuno intermitente, es un camino hacia el rejuvenecimiento y la vitalidad. Recuerda, el objetivo es el progreso, no la perfección. Cada comida basada en plantas es un paso hacia un tú más saludable.

2.2 Superalimentos para Mejorar tu Experiencia de Ayuno

En el lienzo de las estrategias nutricionales, los superalimentos ocupan un lugar de reverencia, especialmente para aquellos de nosotros que navegamos las complejidades del ayuno intermitente y la menopausia. Estos nutritivos potentes complementan el viaje del ayuno y arman al cuerpo con un arsenal contra los desafíos relacionados con la edad. Comprender los superalimentos y cómo pueden amplificar la salud es como descubrir tesoros ocultos a nuestro alcance.

Aunque no es un término científico, los superalimentos se refieren a alimentos excepcionalmente ricos en vitaminas, minerales, antioxidantes y otros nutrientes cruciales para la salud. Consumirlos, particularmente para las mujeres mayores de 50 años, puede ayudar a combatir los desequilibrios hormonales de la menopausia y mejorar la eficacia del ayuno intermitente. Toma nota de algunos ejemplos:

- **Verduras de hojas verdes oscuras**: Espinacas, col rizada y acelgas están repletas de hierro, calcio y fitoquímicos potentes. Estas verduras apoyan la salud ósea y proporcionan antioxidantes que ayudan a la reparación celular durante el ayuno.

- **Vegetales crucíferos**: Brócoli, coliflor y coles de Bruselas, conocidos por sus compuestos que combaten el cáncer, también ofrecen fibra que ayuda a la digestión y mejora la sensación de saciedad, alineándose bien con los objetivos del ayuno.

- **Bayas orgánicas**: Fresas, arándanos y frambuesas, especialmente aquellas de la lista "Dirty Dozen", son altas en antioxidantes pero bajas en azúcar, lo que las hace ideales para mantener los niveles de azúcar en sangre y reducir los antojos.

- **Nueces y semillas**: Almendras, semillas de lino, nueces y chía son fuentes de ácidos grasos omega-3, magnesio y zinc, cruciales para el equilibrio hormonal y el bienestar mental.

- **Ajo y cebollas**: Más allá de su capacidad para elevar cualquier plato, estos superalimentos destacan por sus beneficios cardiovasculares y su capacidad para apoyar la función inmunológica.

- **Aguacate**: Un superalimento versátil, el aguacate es alto en grasas saludables y fibra. También es rico en vitamina C, vitamina E, vitamina B, potasio, magnesio y ácido fólico. El aguacate puede ayudar a controlar el apetito y proporcionar energía sostenida.

- **Jengibre**: Esta raíz es reconocida por sus propiedades antiinflamatorias y su capacidad para aliviar las molestias digestivas. A menudo se usa en conjunto con el ayuno para calmar problemas estomacales.

- **Batata**: Las batatas tienen un alto contenido de fibra y una variedad de vitaminas, que ayudan a estabilizar los niveles de azúcar en la sangre. Prueba una de las 600 variedades diferentes. Lava y come la piel de la batata.

- **Hongos**: Variedades como shiitake y maitake son deliciosas y apoyan la función inmunológica, proporcionando otra capa de protección para los cuerpos que envejecen. Los hongos son un excelente sustituto de la carne molida y contienen compuestos que inhiben la producción de colesterol.

- **Alga marina**: Una rica fuente de yodo, las algas marinas apoyan la salud de la tiroides y son cruciales para la regulación del metabolismo y la energía.

Combinar superalimentos con el ayuno intermitente crea una sinergia que promueve una mejor salud metabólica, niveles de energía y bienestar general. Por ejemplo, la fibra en los vegetales crucíferos y las batatas puede mantenerte lleno por más tiempo, reduciendo la tentación de picar fuera de tu ventana de alimentación. De manera similar, los ácidos grasos omega-3 en las nueces, semillas y ciertos tipos de pescado pueden ayudar a modular la inflamación, mejorando la respuesta del cuerpo al ayuno.

Incorporar estos superalimentos en las comidas puede ser sencillo. Hay formas simples pero deliciosas de disfrutarlos. Estas recetas saben bien y aprovechan los beneficios para la salud de los superalimentos, los aliados perfectos en tu viaje de ayuno intermitente.

Batido de la Mañana: Mezcla espinacas o cualquier verdura crucífera, un puñado de bayas, semillas de lino y leche de almendras para un comienzo refrescante en tu ventana de alimentación.

Ensalada Nutritiva: Mezcla hojas verdes, aguacate, nueces y manzana en dados con semillas de girasol, arándanos secos, cebolla y champiñones. Prueba con aceite de oliva virgen extra y jugo de limón para una comida satisfactoria.

Delicia Salteada: Saltea brócoli, ajo, jengibre y cebollas en aceite de coco. Sirve sobre quinoa para una cena abundante que es tanto nutritiva como satisfactoria.

Postre: Mezcla leche de almendras y tu fruta congelada favorita para hacer helado saludable o pudín de semillas de chía.

Mientras que la ciencia detrás de los superalimentos y el ayuno sigue evolucionando, la evidencia y los estudios preliminares apuntan a una combinación poderosa. Las mujeres mayores de 50 años, en particular, pueden encontrar una forma natural de apoyar su salud, niveles de energía y objetivos de ayuno con estos alimentos.

Los superalimentos adecuados pueden reducir significativamente la inflamación, fortalecer la función inmunológica o controlar el peso.

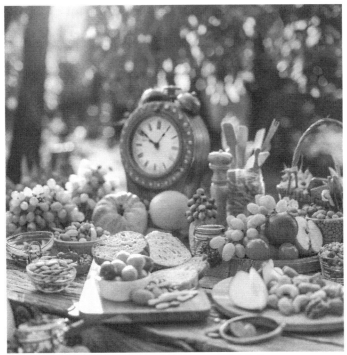

¡Los superalimentos apoyan el éxito!

Al incorporar estos alimentos ricos en nutrientes en tu dieta, presta atención a cómo responde tu cuerpo. Ciertos superalimentos pueden beneficiar particularmente tus necesidades, guiándote a adaptar tu dieta para apoyar tu salud y tu viaje de ayuno de manera más efectiva. Las papilas gustativas se regeneran con frecuencia. Las papilas gustativas pueden detectar lo dulce, amargo, salado, ácido y umami. Comer más combinaciones de superalimentos puede iluminar tus papilas gustativas mientras mejora tu salud. Recuerda, el objetivo es enriquecer tu cuerpo con lo que necesita para prosperar, especialmente durante los años transformadores de la menopausia y más allá.

2.3 Compras limpias con presupuesto limitado

Navegar por los pasillos de un supermercado con una mentalidad consciente de la salud no necesariamente significa navegar por una cuerda floja financiera. El arte de seleccionar alimentos limpios y saludables mientras se adhiere a un presupuesto es un equilibrio que se domina con algunos enfoques estratégicos. Aquí, profundizamos en estrategias prácticas que aseguran que tu despensa sea saludable y rentable, apoyando tu viaje de ayuno intermitente sin romper el banco.

Aprender a leer etiquetas puede ser una nueva experiencia. Hay algunos trucos básicos a seguir. Las regulaciones de etiquetado de alimentos pueden confundir a la población en general. Los fabricantes pueden poner casi cualquier cosa en la etiqueta frontal, como afirmaciones de salud, para atraer a los compradores. El segundo lugar a tener en cuenta son las cantidades recomendadas, incluidas las calorías, multiplicadas por el tamaño de la porción sugerida, que generalmente es más pequeña de lo que la mayoría de las personas piensa. Ejemplo: Compras una bolsa pequeña de papas fritas y, después de comer toda la bolsa pequeña, lees en la parte posterior: "el tamaño de la porción es 2". Eso significa que dos personas debían compartir esa bolsa. Como tuviste dos porciones, multiplica todos los números por dos. El tamaño de la porción es un truco de marketing.

Lo más importante es la lista de ingredientes. El primer ingrediente es el que tiene la mayor cantidad en el producto. Los fabricantes pueden separar los ingredientes para que parezca que este producto es saludable. Ejemplo: La avena es un grano nutritivo, pero los ingredientes enumerados son avena, miel, sacarosa, fructosa, azúcar moreno y aceite hidrogenado. Los carbohidratos totales del azúcar son más altos que los de la avena saludable, lo que hace que esta avena sea poco saludable.

Otros nombres para el azúcar incluyen azúcar moreno, miel, melaza y todas las palabras que terminan en "osa" como: Dextrosa, Fructosa, Galactosa, Glucosa, Lactosa, Maltosa, Sacarosa.

¡Lee los ingredientes en voz alta! Si no puedes pronunciar el ingrediente, sigue tu instinto y devuélvelo al estante. "Sabores naturales" en la lista de ingredientes no son naturales. Los alimentos saludables y limpios no vienen con una etiqueta.

Compras con presupuesto y cuándo encontrar valor en los alimentos

Comer limpio, en su esencia, implica elegir alimentos lo más cerca posible de su estado natural. Natural significa optar por alimentos integrales, no procesados, libres de aditivos y ricos en nutrientes. Sin embargo, persiste la idea errónea de que esta práctica requiere un presupuesto elevado. Para disipar esto, es crucial comprender cuándo y dónde comprar. Los mercados de agricultores, por ejemplo, ofrecen productos frescos a precios más bajos que la mayoría de los supermercados. Comprar hacia el final del día puede obtener mejores ofertas, ya que los vendedores desean vender su stock restante. Además, las compras estacionales aseguran que estés comprando frutas y verduras en su máximo suministro y valor nutricional, lo que a menudo se traduce en costos más bajos.

Regulaciones de alimentos orgánicos y la lista de la docena sucia

La decisión de comprar orgánico puede afectar significativamente tu presupuesto. Los alimentos orgánicos se definen como aquellos cultivados sin pesticidas, herbicidas y fertilizantes sintéticos, lo que los convierte en una opción más limpia para tu cuerpo. Sin embargo, los alimentos orgánicos pueden tener un precio más alto. La lista de la docena sucia del Grupo de Trabajo Ambiental se convierte en un recurso valioso aquí. La lista de la docena sucia identifica las doce frutas y verduras más contaminadas con residuos de pesticidas. Priorizar estos artículos en su forma orgánica puede ayudar a reducir la exposición a productos químicos nocivos. Por el contrario, la lista de los quince limpios destaca los productos menos propensos a tener residuos de pesticidas, permitiéndote ahorrar dinero al comprar estos artículos de manera no orgánica.

Comprar alimentos localmente o a granel para disminuir costos

Los productos locales apoyan la economía de tu comunidad y, a menudo, tienen un precio más bajo debido a los costos de transporte reducidos. Muchos agricultores locales practican métodos de cultivación orgánico pero pueden no estar certificados debido a los altos costos de certificación. Interactuar con ellos puede proporcionarte información sobre sus prácticas agrícolas, permitiéndote tomar decisiones informadas. Además, comprar a granel es otra estrategia para reducir costos. Los granos enteros, frijoles, nueces y semillas están típicamente disponibles a granel y se almacenan bien, lo que los convierte en candidatos ideales para compras grandes e infrecuentes que ahorran dinero a largo plazo. Pregunta a tu tendero local cuándo ponen las ofertas o el horario de reposición de productos para obtener las mejores ofertas del supermercado.

Variedades de alimentos sin gluten que disminuyen la inflamación

El gluten está en granos como el trigo, la cebada y el centeno. El gluten puede causar inflamación y problemas digestivos en algunas personas. Optar por granos enteros sin gluten como la quinoa, el trigo sarraceno y el arroz integral es beneficioso para aquellos con sensibilidades al gluten o enfermedad celíaca. También contribuye a una dieta antiinflamatoria. Estos granos son versátiles, nutritivos y, a menudo, están disponibles a granel, lo que los convierte en opciones económicas para cualquiera que busque minimizar la inflamación. En cualquier supermercado, verás etiquetas sin gluten. Puedes comprar fideos, espaguetis e incluso pan o tortillas que están etiquetados como sin gluten. Por favor, lee los ingredientes en el paquete. Sin gluten es una nueva etiqueta popular de venta.

Grasas buenas, grasas malas, nueva ciencia

La narrativa alrededor de las grasas ha evolucionado significativamente, con investigaciones actuales que distinguen entre grasas que apoyan la salud y aquellas que pueden dañarla. Se sabe que las grasas trans y ciertas grasas saturadas contribuyen a las enfermedades cardíacas y deben limitarse. Las valiosas grasas mono-insaturadas y poli-insaturadas en alimentos como los aguacates, las nueces y ciertos aceites apoyan la salud del corazón y pueden ser integrales para una dieta bien equilibrada.

Beneficios del aceite de aguacate: El aceite de aguacate es un ejemplo destacado de una grasa saludable que puede mejorar tu dieta. Rico en grasas monoinsaturadas y vitamina E, es versátil para cocinar. Este aceite saludable tiene un punto de humo alto, lo que lo hace ideal para cocinar con métodos de alta temperatura sin degradar su calidad nutricional.

Tipos de aceite de oliva que tienen beneficios para la salud del cuerpo: El aceite de oliva, particularmente el aceite de oliva virgen extra, es otro nutriente potente beneficioso para la salud del corazón y lleno de antioxidantes. Comprender los grados del aceite de oliva puede asegurar que obtengas los mayores beneficios para la salud. El aceite de oliva virgen extra puro, que es de la más alta calidad, se elabora con aceitunas prensadas en frío. Algunos aceites de oliva mezclan diferentes aceites, incluidos aceites procesados. La pureza del aceite de oliva virgen extra significa que retiene más de las vitaminas y minerales naturales saludables que se encuentran en las aceitunas.

Para estar seguro, siempre lee la etiqueta del ingrediente, incluso si el frente dice saludable. Incorporar estas estrategias saludables en tu rutina de compras puede tener un impacto significativo en tu salud y en tu bolsillo. Optar por productos locales y de temporada, enfocarte en la docena sucia para las compras orgánicas, comprar a granel y elegir grasas saludables son todos pasos hacia un estilo de vida alimenticio limpio y económico. A medida que continúas explorando y ajustando tus hábitos alimenticios para apoyar tu estilo de vida de ayuno intermitente, recuerda que comer limpio y vivir bien no tiene que venir con un precio elevado. Con decisiones informadas y compras estratégicas, puedes disfrutar de alimentos deliciosos que nutren tu cuerpo, mejoran tu viaje de ayuno y mantienen tu presupuesto.

2.4 Hidratación y su importancia

En salud y bienestar, la hidratación es fundamental, especialmente cuando se navegan las complejidades del ayuno intermitente. Hidratarse va más allá de saciar la sed: apoya los procesos naturales de desintoxicación del cuerpo, gestiona el hambre y promueve el bienestar general. Durante los períodos de ayuno, la ausencia de ingesta de alimentos hace que la hidratación sea aún más crítica. El agua ayuda a mantener las funciones del cuerpo y alivia la sensación de hambre que podría confundirse con sed.

La hidratación cumple múltiples propósitos durante el ayuno. Ayuda a eliminar toxinas, lo que es especialmente activo durante el ayuno, ya que el cuerpo recurre a la grasa almacenada para obtener energía, liberando cualquier toxina soluble en grasa. Una ingesta adecuada de agua también ayuda a mantener el volumen y facilita el flujo sanguíneo, asegurando que los nutrientes y el oxígeno se distribuyan eficientemente por todo el cuerpo. Además, mantenerse hidratado puede ayudar a mitigar los ataques de hambre, haciendo que los intervalos de ayuno sean más manejables y cómodos.

Para las mujeres mayores de 50 años, la guía general sugiere apuntar a al menos 2 litros o 2 cuartos de galón de agua al día, aunque esta cantidad puede variar según la salud individual, el nivel de actividad y el clima. Durante las ventanas de ayuno, es prudente distribuir la ingesta de agua uniformemente a lo largo del día para apoyar una hidratación continua. A la luz de las crecientes preocupaciones ambientales, también está el problema de los nanoplásticos en el agua de las botellas de plástico. Optar por agua del grifo filtrada o usar contenedores de vidrio o acero inoxidable puede reducir la exposición a estos contaminantes, ofreciendo una fuente de hidratación más limpia.

Beber demasiada agua es raro: La hidratación es esencial, especialmente durante los períodos de ayuno. Beber cantidades excesivas de agua, especialmente en un corto período de tiempo, puede llevar a la rara intoxicación por agua, diluyendo los niveles de sodio del cuerpo y potencialmente causando problemas de salud. Escuchar las señales de tu cuerpo y consumir agua de manera constante a lo largo del día es un enfoque seguro.

Un consejo práctico es sorber agua durante tu ventana de ayuno, apuntando a un equilibrio que te mantenga hidratado sin exagerar.

Los tés de hierbas y las aguas infusionadas pueden proporcionar variedad y disfrute sin comprometer tus objetivos de hidratación.

Beneficios del té verde:
El té verde emerge como un héroe de la hidratación durante los períodos de ayuno. Su contenido mínimo de calorías no rompe tu ayuno y sus beneficios son numerosos. Rico en antioxidantes, el té verde apoya la salud cardiovascular, ayuda en el control del peso y mejora el estado de ánimo. La presencia de catequinas, los potentes antioxidantes, contribuye a la oxidación de la grasa, haciendo del té verde una excelente opción para quienes practican el ayuno intermitente. Más allá del té verde, los tés de hierbas y negros también ofrecen opciones de hidratación con beneficios adicionales para la salud, desde calmar el sistema digestivo hasta proporcionar un impulso de energía suave sin los temblores asociados con las bebidas con alto contenido de cafeína.

Alimentos hidratantes y sus beneficios
Incorporar alimentos hidratantes durante las ventanas de alimentación puede apoyar aún más los objetivos de hidratación. Los alimentos con alto contenido de agua contribuyen a la ingesta total de líquidos y proporcionan una mezcla de vitaminas y minerales esenciales. Algunos alimentos hidratantes notables incluyen:

- Pepinos y calabacines: Estas verduras son perfectas para la hidratación—casi un 95% de agua—y se pueden incluir fácilmente en ensaladas o como snacks.

- Sandía y fresas: Dulces y satisfactorias, estas frutas son ricas en agua y contienen antioxidantes y vitaminas.

- Naranjas y pomelos: Los cítricos ofrecen un impulso de hidratación y una dosis de vitamina C, apoyando la función inmunológica y la salud de la piel.

- Verduras de hoja verde: Altas en contenido de agua y llenas de nutrientes, las verduras de hoja verde como la espinaca y la col rizada contribuyen a la hidratación y proporcionan fibra, vitaminas y minerales.

Señales comunes de deshidratación: Reconocer las señales de deshidratación es crucial, especialmente durante el ayuno. Algunas síntomas a observacion incluyen:

- Fatiga y mareos: La falta de líquidos adecuados puede llevar al cansancio y, a veces, a mareos, ya que la deshidratación afecta el volumen y la presión sanguínea.

- Boca seca y sed: Aunque son indicadores obvios, a menudo son signos tardíos, lo que significa que el cuerpo ya está experimentando deshidratación.

- Dolores de cabeza: Un dolor de cabeza podría indicar deshidratación, por lo que monitorear la ingesta de líquidos es importante si eres propenso a estas condiciones.

- Orina oscura: El color de tu orina indica directamente los niveles de hidratación, con un amarillo oscuro o ámbar que señala la necesidad de más líquidos.

Entender estas señales puede guiarte en mantener la hidratación, no solo durante las ventanas de ayuno, sino como una práctica continua para la salud. Iniciativas como comenzar el día con un vaso de agua, mantener una botella de agua reutilizable a mano y consumir alimentos hidratantes pueden integrar la hidratación en tu rutina diaria de manera fluida, apoyando tu viaje de ayuno y tu bienestar general.

La hidratación, en su esencia, es una piedra angular de la salud, actuando como un catalizador para los procesos naturales del cuerpo y como compañera del ayuno intermitente. Al priorizar la ingesta de líquidos y elegir fuentes de hidratación limpias y nutritivas, empoderas a tu cuerpo para prosperar durante los períodos de ayuno y más allá, allanando el camino para un viaje lleno de vitalidad y bienestar.

2.5 Suplementos para la salud durante la menopausia

Navegar por el paisaje de la menopausia requiere no solo una comprensión aguda de las necesidades dietéticas, sino también una conciencia de cómo el apoyo adicional, en forma de suplementos, puede llenar cualquier vacío nutricional. Los suplementos se vuelven cada vez más pertinentes al integrar el ayuno intermitente en tu estilo de vida, ya que el tiempo y la naturaleza de la ingesta de nutrientes cambian.

El primer paso para incorporar suplementos es reconocer eficazmente las posibles lagunas en tu ingesta nutricional. La menopausia, junto con el ayuno intermitente, a veces puede llevar a deficiencias si no se maneja cuidadosamente. Las áreas clave de enfoque incluyen la salud ósea, el equilibrio del estado de ánimo y los niveles de energía en general. Mantener un diario de alimentos durante una o dos semanas puede ser esclarecedor, ayudándote a identificar áreas donde tu dieta puede ser insuficiente.

Suplementos recomendados para mujeres mayores de 50 años
Algunos suplementos destacan por su relevancia particular para las preocupaciones de salud de las mujeres mayores de 50 años. Estos incluyen:

- Vitamina D: A menudo llamada la "vitamina del sol", la vitamina D es crucial para la absorción de calcio y, por extensión, la salud ósea. Sus beneficios se extienden a la regulación del estado de ánimo y la función inmunológica. Dada su limitada presencia en los alimentos y el hecho de que la exposición al sol por sí sola podría no ser suficiente, la suplementación puede ser útil. La D3 es mejor cuando se combina con K2 para una mejor absorción.

- Calcio: Es integral para la fortaleza ósea y dental y ayuda en la transmisión de señales a través del sistema nervioso. Mientras que las verduras de hoja verde, el kiwi, las batatas, los brotes de soja y los alimentos fortificados proporcionan calcio, los suplementos aseguran que cumplas con tus necesidades diarias.

- Ácidos grasos omega-3: Las semillas de lino y chía contienen omega-3 que tienen propiedades antiinflamatorias saludables para el corazón. Apoyan y aumentan la función cognitiva y ayudan a manejar los cambios de humor e irritabilidad. Las semillas de soja, nueces y cáñamo proporcionan un aderezo sabroso para tu ensalada.

- Vitamina C: Con sus propiedades antioxidantes, la vitamina C ayuda en la producción de colágeno, apoyando la salud de la piel y la cicatrización de heridas. También combate los radicales libres.

Integración de suplementos con el ayuno intermitente:

El momento lo es todo cuando se trata de suplementar para la absorción y no para el desperdicio. Las vitaminas liposolubles (A, D, E, K) son mejor absorbidas cuando se toman con las comidas. Los suplementos de omega-3, de manera similar, se benefician de la ingestión durante las comidas. Por otro lado, las vitaminas hidrosolubles (C y la mayoría de las vitaminas B) se pueden tomar fuera de las comidas sin problemas. Sin embargo, a menudo se recomienda tomar las vitaminas B por la mañana para apoyar los niveles de energía durante todo el día. Alinear la ingesta de suplementos con tus ventanas de alimentación maximiza la absorción y asegura que los períodos de ayuno permanezcan efectivos e ininterrumpidos.

Consultar con proveedores de atención médica sobre la suplementación:
Antes de comenzar con la suplementación, deberías tener una conversación con tu proveedor de atención médica. Este diálogo debe cubrir tu régimen actual de medicamentos, posibles ajustes y la necesidad de pruebas de laboratorio para identificar cualquier deficiencia específica. Estos pasos preventivos aseguran que tus opciones de suplementos sean seguras y adaptadas a las necesidades de tu cuerpo, mejorando los beneficios de tu estilo de vida de ayuno intermitente sin comprometer la salud.
Incorporar estos suplementos, con un enfoque consciente del tiempo y en consulta con profesionales de la salud, garantiza que tu base nutricional permanezca robusta, apoyando tu viaje a través de la menopausia y el ayuno intermitente con gracia y vitalidad.

2.6 Combatir las deficiencias nutricionales comunes

Con el cambio en los patrones dietéticos que viene con el ayuno intermitente y los cambios naturales en las necesidades nutricionales durante la menopausia, es fundamental estar atentos a las posibles deficiencias. Reconocer los primeros signos puede ayudarte a ajustar tu dieta o régimen de suplementos de manera proactiva, manteniendo tu salud y bienestar. Ciertos nutrientes a menudo escasean en la dieta de las mujeres mayores de 50 años. Comprender los roles de estos nutrientes resalta su importancia para mantener la salud y la vitalidad.

Hierro: A pesar de la disminución de la pérdida de sangre menstrual después de la menopausia, mantener niveles adecuados de hierro es esencial para la energía y la salud en general. La fatiga, la debilidad y una palidez inusual pueden ser señales de deficiencia. Incluir alimentos ricos en hierro como lentejas, espinacas y cereales fortificados en tus ventanas de alimentación o considerar un suplemento puede ayudar a mantener niveles óptimos. El hierro es vital para la energía y la función cognitiva.

Vitamina B12: Esta vitamina es esencial para la función nerviosa y la producción de ADN y glóbulos rojos. La deficiencia de B12 puede manifestarse como entumecimiento, hormigueo, dificultades de memoria y cambios de humor. Los productos animales son las fuentes principales, lo que hace que la suplementación a menudo sea necesaria para aquellos con dietas basadas en plantas o que experimentan problemas de absorción comunes en adultos mayores. La B12 mejora el metabolismo energético. La deficiencia puede resultar en anemia y problemas gastrointestinales. La leche vegetal fortificada con cereales de desayuno es una alternativa para las dietas basadas en plantas.

Magnesio: El magnesio viene en muchas formas y participa en más de 300 reacciones enzimáticas.

- Citrato de magnesio se absorbe en el tracto digestivo.

- Óxido de magnesio puede ayudar con la indigestión o la acidez.

- Malato de magnesio se sugiere para la relajación del estado de ánimo y condiciones crónicas.

- L-treonato de magnesio tiene beneficios para el cerebro que combaten la edad.

- Cloruro de magnesio ayuda con el dolor muscular.

- Lactato de magnesio es un complemento dietético.

- Sulfato de magnesio es otro nombre para la sal de Epsom.

- Glicinato de magnesio disminuye la ansiedad y ayuda a dormir.

- Orotato de magnesio ayuda a la salud del corazón y al microbioma.

- Taurato de magnesio ayuda a regular el azúcar en sangre y la presión arterial.

El exceso de magnesio puede resultar en deposiciones sueltas. Este mineral apoya la función muscular y nerviosa, la producción de energía y el sueño. Los signos de deficiencia incluyen calambres musculares, niebla mental y trastornos del sueño. Las nueces, semillas, granos enteros y vegetales de hoja verde son fuentes ricas, aunque los suplementos pueden aumentar la ingesta. El magnesio apoya la función muscular y nerviosa, el sueño y el equilibrio del estado de ánimo, pero con frecuencia es consumido en cantidades insuficientes.

Decidir si tomar suplementos debe basarse en una combinación de revisión dietética, reconocimiento de síntomas de deficiencia y, idealmente, pruebas de laboratorio. Consultar con un profesional de la salud puede guiar esta decisión, asegurando que la suplementación aborde tus necesidades sin exceder los niveles recomendados. Este enfoque cuidadoso y personalizado asegura que tu viaje de ayuno intermitente tenga una dieta que no solo esté equilibrada sino también sea receptiva a las demandas únicas de tu cuerpo durante la menopausia. Cuando el doctor sugiera un suplemento de magnesio, ahora sabes preguntar, "¿Cuál magnesio?"

- Reconocer los signos de deficiencias
  El cuerpo comunica sus deficiencias de varias maneras, señalando la necesidad de un mayor apoyo nutricional. Los senales de tener en cuenta incluyen:

- Uñas quebradizas y caída del cabello: Esto a menudo indica una falta de biotina, hierro o proteínas.

- Fatiga y debilidad: Estos síntomas pueden indicar una ingesta insuficiente de hierro, vitamina B12 o magnesio.

- Cambios de humor e irritabilidad: A veces es un signo de

niveles bajos de vitamina D o ácidos grasos omega-3.

- Calambres y espasmos musculares: Comúnmente asociados con deficiencias de magnesio, calcio y potasio.

La conciencia de estos signos permite realizar ajustes oportunos en la dieta o la suplementación, asegurando que se satisfagan las necesidades del cuerpo.

2.7 Navegando situaciones sociales y festivas

El Capítulo 7 discutirá esta preocupación a fondo, pero algunos pueden preocuparse de que esto será el cambio decisivo. El aspecto social de la comida toma una nueva dimensión cuando el ayuno intermitente es parte de su estilo de vida. Las vacaciones, celebraciones e incluso reuniones informales presentan escenarios donde seguir su horario de ayuno puede ser desafiante. Sin embargo, con algunas estrategias, puede navegar por estos entornos sin sentirse privado o aislado.

-Planificar con anticipación: Alinee su ventana de alimentación con el evento. Considere ajustar su horario de ayuno temporalmente para reuniones fuera de sus horas habituales de alimentación.

-Llevar un plato: Contribuir con un plato que se ajuste a sus preferencias dietéticas asegura que tendrá algo para disfrutar, haciendo más fácil seguir su plan de alimentación.

-Enfocarse en la conexión: Cambie el enfoque de la comida a la alegría de estar con sus seres queridos. Participar en conversaciones y actividades puede desviar la atención de comer fuera de su ventana de alimentación.

Superar situaciones sociales mientras mantiene su rutina de ayuno intermitente requiere flexibilidad y un enfoque en el panorama general: fomentar conexiones, celebrar los momentos de la vida y honrar sus compromisos de salud. Vale la pena el tiempo y puede manejar el desafío.

3
Movimiento para la longevidad

Ejercicio durante el ayuno. Ejercicio para el corazón, la flexibilidad, el equilibrio y los músculos.

Imagina una llave que abre la puerta a una mejor salud metabólica y pérdida de grasa, fortalece tus huesos, mejora la salud del corazón y te mantiene ágil. La clave del éxito no está en un régimen complejo ni en una membresía costosa, sino en mover el cuerpo, especialmente cuando se combina con el ayuno intermitente. Juntos, el ayuno intermitente (A.I o I.F.) y el ejercicio aprovechan los mecanismos innatos del cuerpo para la salud, ofreciendo una poderosa combinación que puede elevar significativamente tu bienestar en los 50 años y más allá.

Sinergia entre ayuno y ejercicio

Cuando haces ejercicio en estado de ayuno, tu cuerpo ya está en modo de quema de grasa debido a la falta de glucosa inmediata de los alimentos, lo que convierte la grasa almacenada en energía. Este proceso acelera la pérdida de grasa y mejora la salud metabólica al aumentar la sensibilidad a la insulina. Imagina comenzar tu día con una caminata matutina o un trote ligero antes de tu primera comida. La calma de las primeras horas, junto con la actividad física, no solo establece un tono positivo para el día, sino que también pone en marcha tu metabolismo, aprovechando las reservas de grasa para obtener energía. Considera una rutina de ejercicio de 7 minutos antes de tu ducha matutina. Solo toma 7 minutos para que la sangre fluya y tener un mejor día.

Entrenamiento de fuerza para la densidad ósea

A medida que envejecemos, mantener la densidad ósea se convierte en una prioridad, especialmente para las mujeres posmenopáusicas que enfrentan un mayor riesgo de osteoporosis. El entrenamiento de fuerza o resistencia ofrece un mecanismo de defensa robusto contra este riesgo. El entrenamiento de fuerza promueve el proceso de remodelación ósea al ejercer presión sobre los huesos, ayudando a mantener o incluso aumentar la densidad ósea. Envuelve ejercicios como:

- **Levantamiento de pesas**: Comienza con pesas ligeras, enfocándote en los grupos musculares principales. Puedes usar latas o incluso artículos del hogar como equipo.

- **Bandas de resistencia**: Ofrecen una forma versátil de realizar entrenamiento de fuerza en casa, proporcionando resistencia que ayuda a fortalecer los músculos y los huesos.

- **Ejercicios con peso corporal**: Las flexiones de pared, sentadillas y estocadas no requieren equipo, pero efectivamente ejercen presión sobre tus huesos y músculos para promover la densidad y la fuerza.

Incorporar estas actividades dos o tres veces por semana puede tener un impacto significativo en la salud ósea, asegurando que te mantengas fuerte y resistente a las fracturas.

3.2 Ejercicios para el corazón, la flexibilidad y el equilibrio

Mantener la salud del corazón es crucial, especialmente durante y después de la transición a la menopausia. Los ejercicios cardiovasculares, conocidos por sus beneficios para el corazón, no tienen que significar entrenamientos de alta intensidad que te dejen sin aliento. Actividades de intensidad moderada como caminar a paso ligero, andar en bicicleta o nadar durante 30 minutos la mayoría de los días de la semana pueden beneficiar significativamente la salud del corazón. Estos ejercicios ayudan a reducir la presión arterial, disminuir los niveles de colesterol dañino y mejorar la circulación, todo vital para mantener tu corazón en óptimas condiciones sin sobrecargar tu cuerpo.

Mantenerse ágil y prevenir caídas se vuelve cada vez más vital a medida que envejecemos. El entrenamiento de flexibilidad y equilibrio ayuda a reducir el riesgo de caídas y mejorar la movilidad y la calidad de vida en general. Considera incorporar:

- **Ejercicios en silla**: Estos están incluidos en el programa "Senior Sneakers" del gimnasio local, en un canal de YouTube, o siguiendo las fotos en un libro de ejercicios en silla para encontrar una rutina.

- **Tai Chi**: Algunos lo han descrito como meditación en movimiento. Es suave para el cuerpo pero eficaz para mejorar el equilibrio y reducir el estrés.

- **Ejercicios de equilibrio**: Rutinas simples como pararse sobre un pie o caminar de talón a punta se pueden hacer en cualquier lugar y mejorar significativamente tu equilibrio con el tiempo.

- **Yoga**: Mejora la flexibilidad, fortalece los músculos y mejora el equilibrio. Asistir a una clase o seguir una sesión en línea en la comodidad de tu hogar puede hacer del yoga una parte conveniente de tu rutina. El yoga de silla está ganando popularidad.

Estas actividades complementan tu viaje de ayuno al mantener tu cuerpo fuerte y flexible, asegurando que puedas disfrutar de un estilo de vida activo libre de las limitaciones a menudo asociadas con el envejecimiento.

Integrar el movimiento en tu estilo de vida de ayuno intermitente no tiene que ser una tarea ardua ni requerir cambios drásticos en tu rutina. Pequeños esfuerzos consistentes al incorporar el entrenamiento de fuerza, actividades cardiovasculares y ejercicios de flexibilidad pueden generar beneficios significativos para la salud, mejorando la efectividad del ayuno y contribuyendo a una vida más plena y vibrante. Ya sea caminando a la tienda en lugar de conducir, tomando una clase de Zumba con un amigo o haciendo un entrenamiento ligero de resistencia en casa, cada paso cuenta hacia un tú más saludable y activo.

Estiramientos y Pilates

Los estiramientos simples a menudo se ven como pacíficos y meditativos. El Pilates ofrece más de lo que parece. La participación regular en estas actividades promueve una gama de beneficios para la salud, que incluyen, entre otros:

- **Mejora de la flexibilidad**: Los estiramientos ayudan a alargar los músculos y aumentar el rango de movimiento en las articulaciones, reduciendo la rigidez y el malestar que pueden venir con la edad.

- **Fortalecimiento del núcleo**: El Pilates se enfoca intensamente en el núcleo, incluidos el suelo pélvico, los abdominales y los músculos de la espalda, lo que lleva a una mejor postura y soporte para la parte baja de la espalda.

- **Aumento del equilibrio y la coordinación**: Los movimientos precisos y controlados requeridos en Pilates y los ejercicios de estiramiento mejoran el equilibrio y la coordinación, que son vitales para prevenir caídas.

- **Alivio del estrés y claridad mental**: Ambas prácticas fomentan la atención plena y la respiración profunda, reduciendo significativamente los niveles de estrés y promoviendo la claridad mental.

Para las mujeres que navegan por las fluctuaciones de la menopausia, incorporar estiramientos de yoga específicos puede ofrecer alivio de algunos de los síntomas más comunes. El yoga de silla, una forma suave que se puede hacer sentado o usando una silla para apoyo, incluye posturas que son especialmente beneficiosas durante este tiempo. Una rutina fácil y básica en silla puede aumentar tu frecuencia cardíaca y fortalecer tus músculos y huesos. Algunas posturas notables incluyen:

- **Estiramiento de gato-vaca en silla**: Este movimiento ayuda a liberar la tensión en la columna y el abdomen, calmando el sistema nervioso y potencialmente aliviando los cambios de humor.

- **Flexión hacia adelante sentado**: Ayuda a calmar la mente, estirar la columna y promover la relajación, lo que puede ayudar con los trastornos del sueño.

- **Postura del Paloma en silla**: Se enfoca en las caderas y la parte baja de la espalda, donde se puede acumular la tensión, ofreciendo alivio y mejorando la flexibilidad.

El Pilates se enfoca fuertemente en el núcleo, pero sus beneficios se extienden a todo el cuerpo, promoviendo la fuerza, la flexibilidad y la alineación postural. Algunos ejercicios prácticos de Pilates para fortalecer el núcleo incluyen:

- Los Cien: Este ejercicio de respiración trabaja los músculos del núcleo, mejorando la circulación y la resistencia.

- **Rizo pélvico**: Fortalece la parte baja de la espalda y los abdominales, cruciales para mantener la salud y la estabilidad de la columna.

- **Círculos de pierna**: Mejoran la flexibilidad de la cadera y la estabilidad del núcleo, que son vitales para el equilibrio y la prevención de problemas en las caderas.

Integrar estos ejercicios en tu rutina apoya tu salud física y se alinea con los cambios mentales y emocionales que el ayuno puede traer. El enfoque en el movimiento consciente y el trabajo de respiración inherente tanto en los estiramientos como en el Pilates fomenta una conexión profunda con el cuerpo. La atención plena es crucial para reducir el estrés y apreciar las capacidades y la resiliencia del cuerpo. Participar en estas prácticas permite la reflexión y la gratitud, creando un espacio pacífico donde el cuerpo y la mente pueden rejuvenecer.

Además, para aquellos con acceso a programas como "Silver Sneakers," explorar membresías gratuitas en gimnasios puede proporcionar recursos adicionales y apoyo comunitario para mejorar su práctica. Estos programas a menudo ofrecen clases adaptadas para adultos mayores, lo que facilita encontrar actividades adecuadas a sus necesidades y preferencias.

Incorporar estiramientos y Pilates en tu vida mientras practicas el ayuno intermitente ofrece un enfoque holístico de la salud que honra la conexión entre la mente y el cuerpo. Estas prácticas preparan mejor al cuerpo para manejar las demandas físicas del ayuno y mejoran el bienestar emocional, proporcionando una base sólida para la longevidad y la vitalidad.

3.3 Músculo: ¡Úsalo o piérdelo!

¿Está reservado el desarrollo muscular para los jóvenes o los entusiastas del fisicoculturismo? Sin embargo, la realidad está lejos de esta idea errónea común. Para las mujeres mayores de 50 años, mantener y ganar masa muscular no es un lujo, es necesario para una vida vibrante y activa. Esta sección explora cómo comenzar el entrenamiento de fuerza de manera suave, los invaluables beneficios de la fuerza muscular para el equilibrio y la prevención de caídas, y cómo una dieta basada en plantas puede apoyar el mantenimiento y crecimiento muscular.

La masa muscular puede disminuir con la edad, un proceso conocido como sarcopenia. Esta pérdida no solo se trata de estética; está estrechamente ligada a la funcionalidad, el equilibrio y la salud en general. Sin embargo, este declive no es inevitable y, con el enfoque adecuado, es reversible. Puedes mantener e incluso desarrollar músculo a través de acciones específicas e intencionadas.

Comenzando el Entrenamiento de Fuerza: Despacio y Constante

Puedes comenzar tu rutina de entrenamiento de fuerza sin necesidad de levantar pesas pesadas de inmediato o equipos de gimnasio costosos. Comienza despacio y constante; la clave del éxito, especialmente si eres nueva en el ejercicio o estás volviendo después de una pausa. Aquí tienes cómo introducir el entrenamiento de fuerza suavemente en tu rutina diaria:

- **Comienza con ejercicios de peso corporal**: Las sentadillas, las flexiones contra la pared y las elevaciones de piernas proporcionan una base sólida y fortalecen tus músculos utilizando el peso de tu cuerpo.

- **Incorpora actividades diarias**: Transforma tareas cotidianas en oportunidades para fortalecer. Por ejemplo, usa las escaleras para ejercitar tus piernas y glúteos o hacer sentadillas en el jardín para fortalecer tu núcleo y la parte inferior del cuerpo.

- **Progresar gradualmente**: A medida que tu fuerza mejora, aumenta gradualmente el peso y la dificultad de los ejercicios añadiendo más repeticiones o series para asegurar un crecimiento muscular continuo.

Músculos Fuertes para el Equilibrio y la Prevención de Caídas

La conexión entre la fuerza muscular y el equilibrio es innegable. Los músculos fuertes apoyan tus articulaciones, mejoran la postura y aumentan la coordinación, todo contribuyendo a una marcha estable y confiada. Así es como la fuerza muscular impacta directamente en el equilibrio y la prevención de caídas:

- **Mejora de la estabilidad del núcleo**: Un núcleo fuerte actúa como el centro de gravedad del cuerpo, ayudando a mantener posiciones verticales y transiciones suaves entre movimientos.

- **Mejora de la flexibilidad articular**: El entrenamiento de fuerza aumenta la flexibilidad articular, permitiendo un mayor rango de movimiento y mejor adaptabilidad a superficies irregulares o cambios repentinos de dirección.

- **Tiempos de reacción más rápidos**: Los músculos fuertes pueden reaccionar más rápidamente a perturbaciones del equilibrio, corrigiendo tu postura antes de que ocurra una caída. Si te caes, querrás asegurarte de que eres lo suficientemente fuerte para levantarte.

Entrenamiento de Resistencia con una Dieta Basada en Plantas

Las preocupaciones sobre obtener suficiente proteína para el mantenimiento y crecimiento muscular pueden surgir para las mujeres en una dieta basada en plantas. Sin embargo, con una planificación consciente, las dietas basadas en plantas pueden satisfacer y superar estas necesidades nutricionales. Las dietas basadas en plantas pueden apoyar plenamente el entrenamiento de resistencia, contribuyendo al mantenimiento y crecimiento muscular al tiempo que ofrecen beneficios adicionales para la salud. Aquí tienes algunos consejos para desarrollar músculo con una dieta basada en plantas:

- **Prioriza las plantas ricas en proteínas**: Incluye una variedad de fuentes de proteínas en tus comidas, como lentejas, frijoles, tofu, tempeh y quinua. Los aminoácidos, o las 22 moléculas de proteínas, provienen de los alimentos. Los alimentos vegetales proporcionan todos los aminoácidos esenciales que tus músculos necesitan para repararse y crecer.

- **Equilibra tus macronutrientes**: Los macronutrientes suelen referirse a los carbohidratos, proteínas y grasas en los alimentos. Equilibra los carbohidratos complejos para obtener energía y las grasas saludables para la producción de hormonas y la absorción de nutrientes.

- **Suplementa si es necesario**: Considera añadir un suplemento de proteínas basado en plantas a tu dieta, especialmente después de los entrenamientos, para asegurar que tus músculos tengan los bloques de construcción esenciales para la recuperación y el crecimiento.

El entrenamiento de fuerza es beneficioso y esencial para las mujeres mayores de 50 años, apoyando la masa muscular, mejorando el equilibrio y reduciendo el riesgo de caídas. Comenzar con rutinas diarias simples y con un progreso lento asegura un desarrollo muscular sostenible. Aquí, el dicho "despacio pero seguramente" significa mejorar. Además, una dieta basada en plantas, rica en diversas fuentes de proteínas, apoya estos esfuerzos físicos, demostrando que mantener los músculos y llevar un estilo de vida activo no solo es posible, sino que se enriquece con los beneficios nutricionales de la alimentación basada en plantas.

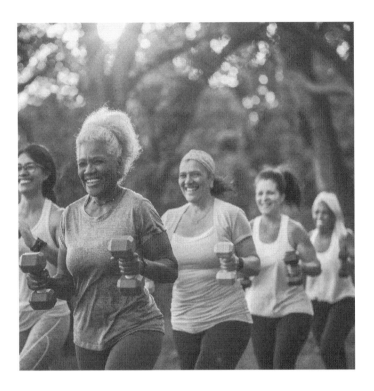

La Historia de Éxito de Roxanna: Ganando Confianza

La historia de Roxanna no se trata solo de la pérdida o ganancia en la balanza; es un testimonio del poder de combinar el ayuno intermitente con el entrenamiento de fuerza dedicado. A través del trabajo duro y la dedicación, se transformó de una persona insegura a una indudablemente confiada. Su viaje estuvo marcado por mejoras significativas en la masa muscular y la densidad ósea, destacando su progreso y determinación.

Cuando Roxanna intentó el ayuno intermitente por primera vez, su objetivo era simple: mejorar su salud. Pero a medida que continuaba, descubrió que el entrenamiento de fuerza era una adición inesperada pero valiosa. La combinación de ambos se convirtió en su fórmula no solo para la salud, sino también para el empoderamiento.

Inicialmente, Roxanna tenía dudas sobre el entrenamiento de fuerza; temía que la hiciera más corpulenta. Pero a medida que persistió, comenzó a ver resultados. Su masa muscular aumentó y sus exploraciones de densidad ósea mostraron una mejora notable. Se sintió más fuerte y resistente.

Lo que hizo significativa esta transformación fue la fuerza física que ganó y cómo reflejó su creciente determinación por el autocuidado. El ayuno intermitente requirió que Roxanna restableciera su relación con la comida y le enseñara a su cuerpo qué alimentos la nutrían eficientemente. Cuando se combinó con el régimen estructurado de entrenamiento de fuerza, cultivó una disciplina que iba más allá del gimnasio y la mesa de comedor. Se convirtió en una forma de vida empoderarse que aumentó su autoconfianza.

El viaje tuvo desafíos. Sin embargo, cada obstáculo superado añadió una capa a la creciente confianza de Roxanna. Estaba alcanzando sus objetivos de acondicionamiento físico y ver cómo su cuerpo respondía y se remodelaba infundió un sentido de logro que irradiaba más allá de su apariencia física.

Esta nueva confianza fue transformadora. Roxanna caminaba más erguida, hablaba con seguridad y enfrentaba desafíos con una actitud positiva. El cambio fue contagioso, influyendo no solo en cómo se veía a sí misma, sino también en cómo los demás la percibían.

Tal vez no estés interesada en el entrenamiento de fuerza como Roxanna,
pero necesitas músculo para levantarte del suelo si te tropiezas y caes.
Sí, cuida tus músculos.

A medida que avanzamos, recuerda que el viaje hacia una mejor salud y
vitalidad es multifacético. Combina la fuerza de tu cuerpo, la resistencia de tu corazón y el poder de tu dieta para crear un enfoque holístico
para el bienestar.

4
Maneja el Estrés y Tu Salud

Respiración y Prácticas de Relajación Complementarias

Encontrar momentos de tranquilidad puede sentirse como buscar una aguja en un pajar en un mundo que nunca se detiene. En estos momentos, la necesidad de manejo del estrés se convierte en una meta importante. La relajación nos ayuda a ganar paz interior y bienestar físico. Para las mujeres mayores de 50 años, esta búsqueda de calma no se trata solo de sentirse bien; es un componente crítico para manejar los cambios fisiológicos y emocionales provocados por la menopausia. Cuando se combina con el ayuno intermitente, dominar el estrés se convierte en algo beneficioso y un elemento clave para alcanzar tus objetivos de salud.

La Conexión Entre el Estrés y la Salud

Bien documentado y estudiado, el estrés crónico impacta la salud, demostrando una correlación directa con varios problemas de salud física y mental. Para las mujeres en transición a través de la menopausia, el estrés puede amplificar los síntomas comunes como trastornos del sueño, aumento de peso y cambios de humor. También puede afectar el ayuno intermitente al desencadenar antojos y comer emocionalmente. Entender esta conexión resalta la importancia de un manejo efectivo del estrés. Practicar un enfoque holístico de la salud durante esta fase significativa de la vida alivia los síntomas.

Incorporando la Relajación en la Vida Diaria

Hacer que las prácticas de relajación sean una parte regular de tu rutina puede transformar tu enfoque hacia el estrés y su impacto en tu salud. Aquí hay formas prácticas de integrar la relajación en tu vida diaria:

- **Programa "Tiempo para Mí"**: Al igual que programarías una reunión o una cita con el médico, reserva tiempo en tu calendario para la relajación. Ya sea 15 minutos de lectura, un breve paseo en la naturaleza o una sesión rápida de meditación, este tiempo dedicado puede ayudarte a descomprimir y recargar.

- **Crea un Espacio de Relajación**: Designa un rincón tranquilo en tu hogar donde puedas retirarte para aliviar el estrés. Tu santuario no tiene que ser elaborado: una silla cómoda, iluminación suave, música relajante y quizás una planta o dos pueden crear una atmósfera calmante.

- **Practica el Movimiento Consciente**: Actividades o movimientos físicos con conciencia, ofreciendo una doble dosis de alivio del estrés. Incluso un simple paseo, cuando se hace conscientemente, observando tu entorno y las sensaciones del movimiento, puede convertirse en una experiencia meditativa y relajante.

Al practicar estos métodos de manejo del estrés, puedes disminuir los efectos adversos del estrés en tu salud, avanzando hacia un estado de equilibrio y paz. Recuerda, abordar el estrés no se trata de eliminarlo, eso es una meta irreal en nuestro mundo acelerado. En cambio, se trata de desarrollar estrategias para manejar el estrés de manera efectiva, asegurando que no descarrile tus objetivos de salud ni disminuya tu calidad de vida. Con práctica y paciencia, puedes avanzar hacia una sensación de calma que apoye tanto tu bienestar mental como físico, mejorando los beneficios del ayuno intermitente y navegando los cambios de la menopausia con resiliencia y gracia.

4.2 Ejercicios de Respiración para la Reducción del Estrés

La simplicidad de los ejercicios de respiración desmiente su poder. Focalizarse en respiraciones profundas y controladas puede activar la respuesta de relajación de tu cuerpo, contrarrestando el modo de "lucha o huida" inducido por el estrés. Aquí hay algunas técnicas documentadas que puedes intentar en cualquier lugar, en cualquier momento. Encuentra una que funcione para ti:

- **Respiración 4-7-8**: Siéntate cómodamente con la espalda recta. Respira tranquilamente por la nariz durante 4 segundos, luego mantén la respiración durante 7 segundos y exhala con fuerza por la boca, haciendo un sonido de susurro durante 8 segundos. Repite este ciclo al menos cuatro veces. Este método, conocido por su simplicidad, puede reducir significativamente los niveles de estrés, convirtiéndose en una herramienta perfecta para tu arsenal de manejo del estrés.

- **Respiración Profunda del Vientre (Respiración Diafragmática)**: Inhala lentamente por la nariz, prestando atención y permitiendo que tu abdomen se eleve mientras llenas tus pulmones. Exhala lentamente por la boca, dejando que tu abdomen descienda. Observa tu vientre y repite varias veces. Esta técnica puede calmar el sistema nervioso.

- **Respiración de Caja 4-4-4**: Inhala por la nariz contando hasta cuatro. Mantén la respiración contando hasta cuatro. Exhala por la nariz contando hasta cuatro. Pausa otros cuatro segundos antes de repetir. La idea es centrarse en la respiración mientras el factor estresante se vuelve menos importante.

- **Respiración Alternada por las Fosas Nasales**: Usa tu pulgar y dedo índice para cerrar alternadamente una fosa nasal mientras inhalas y luego cierra la otra fosa nasal mientras exhalas. Esta técnica puede ayudar a equilibrar y calmar tu mente.

- **Contar 10 Respiraciones**: Enfócate en tu respiración y cuenta cada inhalación y exhalación hasta llegar a diez. Si tu mente divaga, trae suavemente tu atención de vuelta a la cuenta. Esta práctica ayuda con la atención plena y reduce los pensamientos acelerados.

La meditación, a menudo mal entendida como una práctica espiritual compleja, se trata de atención plena y encontrar un punto de enfoque. Puede tomar muchas formas, desde contar tus respiraciones y sesiones guiadas centradas en imágenes hasta la meditación de atención plena, centrada en la respiración y las sensaciones corporales. La meditación regular puede agudizar la claridad mental, reducir el estrés y promover el equilibrio emocional.

4.3 Prácticas de Relajación Complementarias

Diferentes prácticas pueden reducir significativamente los niveles de estrés cuando se aplican. Esta sección explora una variedad de estas, desde lo táctil hasta lo espiritual, ofreciendo opciones para calmar la mente y el cuerpo. Estas prácticas no son solo herramientas, sino preciosas prácticas diarias para las mujeres mayores de 50 años que navegan las complejidades de la menopausia y el ayuno intermitente.

Masaje: Un Toque de Serenidad

La terapia de masaje se destaca como un poderoso aliado en la lucha contra el estrés. Amasar y frotar los músculos aumenta el flujo sanguíneo, alivia la tensión muscular y promueve la relajación. Más allá de sus beneficios físicos, el masaje también puede desencadenar la liberación de endorfinas. Las endorfinas son los elevadores naturales del estado de ánimo del cuerpo, ofreciendo un manto de calma de doble capa. Ya sea un masaje profesional o un simple auto-masaje en casa, la conexión táctil proporciona un camino directo hacia la relajación.

El Biorretroalimentación: Escuchando las Señales de Tu Cuerpo

El biorretroalimentación una técnica que enseña a controlar procesos fisiológicos involuntarios, como la frecuencia cardíaca y la tensión muscular. Recibes retroalimentación en tiempo real a través de sensores conectados al cuerpo, permitiéndote hacer ajustes que promuevan la relajación. Este método ofrece un alivio inmediato del estrés y te equipa con el conocimiento para manejar el estrés de manera proactiva, convirtiendo las señales de tu cuerpo de enemigos a aliados en la búsqueda de la calma. Compra una máquina de pulso-ox en tu farmacia local. Coloca el monitor en tu dedo y observa cómo aumentan tus niveles de oxígeno y disminuye tu ritmo cardíaco. Muchos pueden mirar su reloj inteligente antes y después de la técnica de relajación para confirmar que el cuerpo está respondiendo.

Aromaterapia: La Esencia de la Calma

El poder del aroma para alterar el estado de ánimo y reducir el estrés está bien documentado. La aromaterapia, a través de aceites esenciales derivados de plantas, estimula los sentidos y promueve la relajación. La lavanda, por ejemplo, se usa por sus propiedades calmantes y se puede difundir, agregar al agua del baño o aplicar en las sienes. La simplicidad de inhalar un aroma tranquilizante proporciona un puente instantáneo hacia la tranquilidad, convirtiendo la aromaterapia en una herramienta de alivio del estrés altamente accesible. Encontrar el aceite esencial adecuado hace toda la diferencia. Coloca una gota en la muñeca y mantente calmada durante esa situación estresante.

Terapia de Arte y Movimiento: Expresar y Liberar

La expresión creativa ofrece una salida única para el estrés, ya sea a través del arte o el movimiento. La terapia de arte alienta la traducción de emociones en forma visual, proporcionando una manera tangible de confrontar y calmar sentimientos de ansiedad. De manera similar, el baile combina movimiento con música, permitiendo una liberación emocional a través del ritmo y la expresión física. Ambas prácticas fomentan una conexión sanadora y liberadora con uno mismo. Las máquinas de ruido blanco pueden ser tranquilizadoras.

Terapia de Luz Roja

La exposición a luz roja de baja potencia o luz infrarroja cercana ha sido estudiada por diversos beneficios potenciales, incluida la relajación y la reducción del estrés, y es popular en saunas. Hay múltiples dispositivos disponibles en el mercado que están diseñados para uso en el hogar. Estos pueden incluir dispositivos de mano, paneles de luz o lámparas que emiten luz roja o infrarroja cercana.

E.F.T. Tapping y Otras Vías Alternativas para Obtener la Calma

E.F.T. Tapping

La Técnica de Liberación Emocional (E.F.T., por sus siglas en inglés), o tapping, combina elementos de la terapia cognitiva con la acupresión. Al golpear puntos meridianos específicos o partes del cuerpo mientras se enfocan en pensamientos o sentimientos que inducen estrés, el E.F.T. puede ayudar a reducir la ansiedad y promover una sensación de calma. También puede ayudarte a conciliar el sueño.

Oración y Gratitud

Para muchos, la oración ofrece una profunda sensación de confort y paz, creando un momento de pausa en el día para reflexionar, dar gracias o buscar orientación. Junto con contar las bendiciones, puede cambiar el enfoque de los factores estresantes a los aspectos positivos de la vida, fomentando un sentido de gratitud y bienestar. A muchos les gusta escribir en sus diarios de gratitud todos los días o por la noche. Contar bendiciones revisa sus logros diarios y les da otra razón para celebrar.

Conexión con la Tierra y la Naturaleza

Conectarse con la tierra puede traer una paz simple pero profunda. La conexión con la tierra puede ser tan simple como trabajar en el jardín. La conexión con la tierra implica el contacto directo con el suelo, permitiendo el intercambio de electrones entre tu cuerpo y la tierra. Se ha demostrado que esta conexión reduce los niveles de estrés y promueve la salud física. De manera similar, pasar tiempo en la naturaleza, ya sea jardinería, caminando sobre la hierba o simplemente sentándose bajo un árbol, puede ayudar a calmar la mente y rejuvenecer el espíritu.

Cada práctica ofrece un camino único hacia la tranquilidad, permitiéndote explorar y encontrar lo que más resuena contigo. Cultivar la paz interior permite gestionar y navegar el estrés con facilidad.

Comienza con sesiones más cortas de alrededor de 10-15 minutos y aumenta gradualmente la duración si lo deseas. Presta atención a cómo responde tu cuerpo y ajusta en consecuencia. La consistencia es clave para experimentar los beneficios de cualquier terapia de relajación.

Intenta incorporar estos consejos en tu rutina diaria para obtener resultados óptimos.

Al cerrar este capítulo, está claro que el camino para manejar el estrés es tan variado como gratificante. Desde el alivio táctil que ofrece el masaje hasta el consuelo espiritual en la oración y la gratitud, cada técnica proporciona la clave para desbloquear un estado de calma y salud. Al arraigarte en el momento, ya sea a través de la expresión creativa, el movimiento, o simplemente respirando o inhalando el aroma de la lavanda, refuerzas tu resiliencia contra los inevitables estreses de la vida. Estas prácticas, cuando se integran en las rutinas diarias, tejen un tapiz protector alrededor de tu bienestar, mejorando no solo tu viaje a través de la menopausia sino también enriqueciendo tu experiencia con el ayuno intermitente. A medida que pasamos al siguiente capítulo, entendemos que manejar el estrés no se trata solo de combatir la tensión, sino de nutrir un estado de paz que apoye tu cuerpo, mente y espíritu en cada temporada de la vida.

5
Comer Consciente
Salud Mental, Beneficios Psicológicos del Ayuno

Imagina sentarte a la mesa para disfrutar de una comida familiar, no solo para comer, sino para experimentar cada bocado. Es la diferencia entre escuchar una canción favorita de fondo y escucharla con auriculares, captando cada matiz de la melodía y la letra. Comer conscientemente trae esta conciencia a la comida, transformando las comidas de mera sustancia a momentos de genuina satisfacción y conexión.

Comer más despacio mejora la salud: una herramienta para la satisfacción

Comer despacio y con intención no solo se trata de saborear los sabores; es una práctica que afecta profundamente la digestión y la satisfacción. Cuando te tomas el tiempo para masticar bien, tu sistema digestivo tiene una ventaja en la descomposición de los alimentos, haciendo que los nutrientes sean más accesibles y la digestión más suave. Al reducir la velocidad, le das a tu cerebro el tiempo para reconocer la saciedad, lo que a menudo lleva a comer menos mientras te sientes más satisfecho.

Técnicas para Comer Conscientemente

Incorporar el comer consciente en la vida cotidiana puede comenzar con pequeñas y simples prácticas:

- **Antes de comer, haz una pausa:** Tómate un momento para examinar y apreciar los colores y olores de tu comida. Esta anticipación puede mejorar tu disfrute y preparar tu cuerpo para la digestión.

- **Come sin distracciones:** Apaga la televisión, deja el teléfono y concéntrate únicamente en tu comida y en aquellos con quienes estás comiendo. Esta atención indivisa hace que sea más fácil sintonizar con las señales de hambre y saciedad de tu cuerpo. Si estás comiendo con otros, puedes presentar el desafío: quienquiera que agarre el celular primero lava los platos o paga la cuenta.

- **Mastica bien:** Desafíate a masticar cada bocado de 20 a 30 veces. Esto no solo ayuda a la digestión, sino que también prolonga el placer de saborear tu comida.

- **Deja los utensilios entre bocados:** Este hábito reduce naturalmente tu ritmo de comer, haciendo que las comidas duren más y permitiéndote verificar tus niveles de hambre de manera más precisa.

Cuando combinas el ayuno intermitente con el comer consciente, los efectos en tu salud pueden ser notables. Los períodos de ayuno reinician tu apetito, haciéndote más receptivo a las señales de hambre, mientras que comer conscientemente durante tus ventanas de alimentación asegura que esas señales se cumplan con atención y respeto. Esta asociación puede llevar a una mejor salud metabólica, ya que es probable que comas de una manera que apoye los ritmos y necesidades naturales de tu cuerpo.

Detén el comer emocional: Método ALTO

Comer emocionalmente, recurriendo a la comida para consuelo, alivio del estrés o como recompensa, puede ser una barrera significativa para mantener hábitos alimenticios saludables. El método ALTO es una herramienta simple para ayudar a abordar esto:

- **Ansioso/Enojado/:** Identifica si el enojo o la ansiedad te incitan a comer. Buscar otras formas de lidiar con estas emociones puede reducir la dependencia de la comida para el alivio emocional. Si es comer emocional, encuentra otra salida para tus sentimientos.

- **Levantarse:** La fatiga a menudo lleva a antojos de alimentos altos en azúcar o grasa. Reconocer esto puede impulsarte a elegir descansar o una actividad más energizante en lugar de comer en exceso.

- **Taza de agua:** Bebe un vaso de agua, luego pregúntate si tienes hambre física o si hay otra necesidad que la comida no satisfará. ¿Podría un vaso de agua satisfacer la necesidad?

- **O Solitario:** A veces, comemos para llenar un vacío de soledad. Contactar a un amigo o participar en una actividad social puede ser más satisfactorio.

Diario de Comer Consciente:

Durante una semana, lleva un diario de comer consciente.

- **Antes de cada comida, anota cómo te sientes física y emocionalmente.**

- **Después de comer, anota cualquier cambio en esos sentimientos y qué tan satisfecho te sientes.**

Practicar esto puede ayudarte a identificar patrones en el comer emocional y aumentar tu conciencia de las señales de hambre y saciedad.

Al pausar para considerar tu diario, puedes comenzar a diferenciar entre el hambre real y el hambre emocional, tomando decisiones que se alineen más de cerca con las necesidades de tu cuerpo. Incorporar el comer consciente en tu rutina invita a un cambio en cómo ves las comidas, de un combustible necesario a momentos de conexión con tu cuerpo, la comida y el mundo que te rodea. Fomenta un diálogo entre las necesidades de tu cuerpo y tus respuestas, fomentando una relación con la comida basada en la nutrición, la satisfacción y el respeto. A medida que practicas el comer consciente, es probable que esta conciencia se derrame en otras áreas de la vida, promoviendo un enfoque más presente y atento a cada día. Nuevamente, el conocimiento puede mejorar el empoderamiento.

5.2 El Impacto del Ayuno Intermitente en la Salud Mental

Estudios recientes arrojan luz sobre cómo el ayuno intermitente influye en el estado de ánimo, la función cognitiva y nuestra capacidad para manejar el estrés. Esta sección profundiza en los efectos transformadores del ayuno en el bienestar mental, destacando los cambios profundos experimentados para mujeres mayores de 50 años.

Mejoras en el estado de ánimo y la función cognitiva

La relación entre el ayuno y una mejora en el estado de ánimo y la agudeza cognitiva está ganando atención en los círculos científicos. El ayuno inicia un cambio metabólico de energía basada en glucosa a energía basada en cetonas, proporcionando una fuente de combustible más limpia y eficiente para el cerebro. Este cambio tiene implicaciones no solo para la claridad mental sino también para la estabilidad emocional. La investigación revela que las personas que practican el ayuno intermitente reportan una mayor alerta y una mejora general en el estado de ánimo. Esto podría atribuirse a la reducción del estrés oxidativo y la inflamación en el cerebro, factores a menudo vinculados con trastornos del estado de ánimo.

Evidencia de Estudios

Un estudio impactante encontró que las ratas en un régimen de ayuno intermitente demostraron mejores resultados de aprendizaje y memoria. Mientras los estudios en humanos están en curso, los datos preliminares sugieren beneficios cognitivos similares.

Cetonas y Salud Cerebral

Las cetonas, producidas durante los estados de ayuno, no son solo fuentes de energía sino también agentes neuroprotectores, potencialmente protegiendo el cerebro de enfermedades degenerativas.

Resiliencia al Estrés a Través del Ayuno

Introducir períodos regulares de ayuno en la rutina de uno cultiva una forma de resiliencia al estrés metabólico. Esta resiliencia proviene de la adaptación del cuerpo al ayuno periódico, enseñándole a gestionar la energía y enfrentar los estresores de manera eficiente. Esta respuesta adaptativa se extiende más allá de los beneficios físicos, influyendo en cómo manejamos el estrés psicológico. La disciplina requerida para el ayuno fomenta una mentalidad más adecuada para lidiar con las fluctuaciones de la vida, promoviendo un enfoque calmado y centrado para los desafíos.

Mecanismo de Adaptación

La adaptabilidad del cuerpo a las condiciones de ayuno paralela a nuestra capacidad para manejar el estrés, mejorando nuestro umbral para enfrentar situaciones impredecibles.

Ayuno y Cortisol

Alguna evidencia sugiere que el ayuno intermitente puede normalizar los niveles de cortisol, la hormona asociada con el estrés, mejorando aún más nuestra capacidad para mantenernos compuestos bajo presión.

Efectos Neuroprotectores del Ayuno

El potencial del ayuno intermitente como medida neuroprotectora es una de las áreas de investigación más emocionantes. El ayuno ayuda a reducir el daño oxidativo y la inflamación y a mantener la salud y la función cerebral. Este aspecto preventivo es particularmente relevante para mujeres mayores de 50 años, que pueden estar en mayor riesgo de deterioro cognitivo y enfermedades neurodegenerativas.

Autofagia

El ayuno desencadena la autofagia, un proceso de limpieza celular que encuentra y elimina las células dañadas y regenera nuevas, incluyendo en el cerebro, posiblemente retrasando la enfermedad.

Niveles de BDNF

El ayuno aumenta los niveles de factor neurotrófico derivado del cerebro (BDNF), un compuesto que apoya la plasticidad cerebral y la función cognitiva y ofrece otra protección contra el deterioro cognitivo.

Historias Personales de Transformación

Muchas mujeres que han integrado el ayuno intermitente en sus vidas proclaman claridad mental y bienestar.

- **Una Nueva Vida:** Marie describió cómo, después de incorporar el ayuno intermitente, notó un levantamiento significativo en su estado de ánimo previamente bajo y se encontró más comprometida y presente en sus actividades diarias.

Su experiencia subraya el potencial del ayuno para revitalizar no solo el cuerpo sino también el espíritu.

- **Claridad y Enfoque:** Leslie compartió su viaje de lucha con la niebla cerebral y problemas de concentración, que comenzaron a despejarse unas semanas después de su régimen de ayuno. Destaca los beneficios cognitivos que el ayuno puede ofrecer, trayendo una mente más aguda y una mayor productividad.

- **Resiliencia al Estrés:** Una tercera historia viene de Gillian, quien estaba mejor equipada para manejar el estrés. Ella atribuye esta nueva resiliencia a su práctica de ayuno. Donde una vez los contratiempos menores se convertirían en ansiedad, ahora aborda los obstáculos con una mental.

A medida que exploramos los beneficios multifacéticos del ayuno intermitente, se hace evidente que su impacto va más allá del cuerpo físico. La claridad mental, la mejora del estado de ánimo y la mayor resiliencia al estrés que fomenta pueden mejorar significativamente nuestra calidad de vida, particularmente durante nuestros años de madurez. Los beneficios emocionantes mejoran tanto la mente como el cuerpo. Potencialmente luchando contra las enfermedades neurodegenerativas, el ayuno intermitente es un enfoque convincente para el bienestar holístico, que merece una mayor exploración e integración en nuestras prácticas de salud.

5.3 Los Beneficios Psicológicos del Ayuno Intermitente

Muchos a menudo ven una mente serena y un cuerpo saludable como entidades separadas, pero una invariablemente influye en la otra. Esta verdad brilla intensamente en las experiencias de mujeres que integran el ayuno intermitente en sus vidas, revelando transformaciones físicas y profundos cambios psicológicos.

Mujeres de todo el mundo comparten historias de cómo adoptar el ayuno intermitente ha llevado a notables reducciones en los niveles de ansiedad y una perspectiva más optimista. Inicialmente, muchas se embarcan en este camino buscando mejoras en la salud física o soluciones para el manejo del peso. Sin embargo, descubren una mejora sorprendente y bienvenida en su bienestar mental. Este cambio no se trata simplemente de sentirse más ligeras físicamente, sino de experimentar una ligereza del ser. Informes de despertar con un sentido de propósito, moverse durante el día con mayor positividad y enfrentar los factores estresantes de la vida con una actitud calmada y serena se han convertido en hilos comunes entre estas narrativas. La disciplina del ayuno instaura un sentido de control y logro, y fomenta la confianza y un compromiso más alegre con la vida.

Además, los beneficios cognitivos reportados son igualmente convincentes. Las personas notan una agudeza en el enfoque y la claridad que impregna sus actividades diarias, permitiendo un trabajo más productivo y satisfactorio. Esta mejora cognitiva es similar a despejar la niebla que a menudo nubla la mente bajo el estrés o la fatiga.

El ayuno intermitente es un botón de reinicio para los procesos metabólicos del cuerpo y las funciones cerebrales. La investigación emergente sugiere que la práctica puede estimular la salud cerebral y ofrecer protección contra las enfermedades neurodegenerativas.

Uno de los beneficios psicológicos más significativos del ayuno intermitente es el desarrollo de la resiliencia mental. El desafío inicial de adaptarse a un nuevo patrón de alimentación enseña valiosas lecciones de perseverancia y adaptabilidad. Esta resiliencia se extiende a otras áreas de la vida, equipando a las personas con la fortaleza mental para enfrentar los desafíos con gracia y determinación. El ayuno se convierte en algo más que una elección dietética; es un catalizador para el crecimiento, empujando los límites y descubriendo una fuerza interior que quizás no se había reconocido.

Beneficios Psicológicos y Emocionales del Ayuno Intermitente

- Reducción de la ansiedad y una perspectiva más positiva de la vida

- Mejora del enfoque, la claridad y la función cognitiva

- Aumento de la resiliencia mental y la fuerza interior

- Mayor atención plena y autoconciencia

Aunque arraigada en la salud física, esta práctica toca cada aspecto del bienestar, desde lo mental y emocional hasta lo cognitivo y espiritual. Ofrece un camino hacia un cuerpo más saludable y una existencia más vibrante y plena.

El viaje continúa, cada paso revelando nuevas dimensiones de salud y bienestar, cada descubrimiento un testimonio de la interconexión de la mente, el cuerpo y el espíritu.

Querido lector,

Hasta ahora, has encontrado valor en este libro, has aumentado tu conocimiento sobre el autocuidado y la gestión del estrés, y has aprendido por qué el ayuno intermitente tiene beneficios. Ayuda a otros a encontrar este libro y mejorar su salud y conocimiento. Valoramos tus comentarios como lector valioso, si puedes. Gracias por compartir tus pensamientos dejando una reseña en Amazon. Tu reseña ayudará a otros lectores a tomar decisiones informadas y a apoyar y alentar la misión del autor de empoderar a las mujeres a través del conocimiento y el bienestar.

Para escribir una reseña en Amazon:

- Visita la página del producto en Amazon: busca "Evelyn Dilworth" para "Intermittent Fasting for Women Over 50: Weight Loss and Longevity," o Ayuno Intermitente Para Mujeres Mayores de 50, Envejecimiento Saludable y Empoderamiento

- Desplázate hacia abajo hasta la sección "Opiniones de clientes".

- Haz clic en el botón "Escribe una opinión de cliente".

- Califica el libro y comparte tus pensamientos y comentarios honestos.

- Haz clic en "Enviar" para publicar tu reseña.

Agradezco su apoyo para compartir el mensaje transformador de "Ayuno Intermitente para Mujeres Mayores de 50 Años: Pérdida de Peso y Longevidad" con el mundo.

A continuación, consideraremos:

Cómo dormir mejor

Dónde encontrar apoyo

Qué hacer con los antojos

Cuándo abrir la ventana de ayuno

Por qué continuar con el ayuno intermitente

... ¡y mucho, mucho más!

6
El Reinicio Nocturno

Restauración del Sueño, Rutinas y Ritmos. Comprender el Papel del Sueño en la Salud

Es hora de descansar, rejuvenecer y prepararse para el día que viene. El reinicio nocturno no es solo un lujo; es un proceso vital para la salud, el bienestar y la optimización de los beneficios del ayuno intermitente. El sueño no es simplemente una pausa en nuestras actividades diarias, sino un estado activo y dinámico donde ocurre gran parte de la limpieza y la curación del cuerpo.

OBJETIVOS DE ESTE CAPÍTULO:

Priorizar el sueño: Reconocer el sueño como una piedra angular de la salud, no como un aspecto negociable de su horario.

Comprender los procesos de limpieza: Apreciar el complejo trabajo de limpieza y reparación de su cuerpo durante el sueño, enfatizando su papel en la salud cognitiva y general.

Crear un entorno propicio para el sueño: Crear un ambiente propicio para el sueño que fomente el descanso y el rejuvenecimiento.

El sueño, a menudo pasado por alto en nuestras vidas ocupadas, es fundamental para mantener y mejorar las funciones cognitivas, apoyar los procesos de digestión y desintoxicación, gestionar el peso y la salud del corazón, y reforzar el sistema inmunológico. Las horas tranquilas de la noche activan una serie de procesos fisiológicos esenciales para una vida saludable y vibrante, especialmente cuando se combinan con prácticas como el ayuno intermitente.

El sueño permite descansar y limpiar:

El sueño es fundamental en la limpieza y restauración del cuerpo, particularmente el cerebro y el intestino. Cuando duermes, el sistema de eliminación de desechos del cerebro, llamado sistema glinfático, se pone en marcha. Esta limpieza nocturna elimina las toxinas acumuladas durante el día, incluidas aquellas vinculadas a enfermedades neurodegenerativas. Este proceso se ve obstaculizado sin un sueño adecuado, lo que puede llevar al deterioro cognitivo.

La correlación entre el sueño y la salud va más allá de estos procesos de limpieza. La producción de hormonas, regulada durante el sueño, afecta todo, desde el estado de ánimo hasta la gestión del peso. El sueño influye en la leptina y la grelina, hormonas que controlan la sensación de hambre y saciedad. No dormir lo suficiente puede aumentar el hambre y el apetito, dificultando adherirse a su horario de ayuno y tomar decisiones alimenticias saludables.

Para aprovechar al máximo los beneficios del sueño, considere su calidad tan importante como la cantidad. Establezca su objetivo en 7-9 horas de sueño reparador por noche. Crear un entorno propicio para el sueño y establecer una rutina calmante antes de dormir puede mejorar significativamente la calidad del sueño. Esta rutina puede incluir respiración suave o meditación para relajarse (revisado en el capítulo 5), reducir la exposición a pantallas una hora antes de acostarse y convertir su dormitorio en un santuario del sueño: fresco, oscuro y tranquilo.

6.2 Limpieza durante una buena noche de sueño.

Sistemas naturales de limpieza del cuerpo: Durante las etapas más profundas del sueño, tu cerebro experimenta un notable proceso de rejuvenecimiento. El recién descubierto y estudiado sistema glinfático, un mecanismo único de limpieza de desechos, se vuelve altamente activo durante el sueño. El sistema de limpieza de desechos del cerebro elimina de manera eficiente los productos de desecho acumulados durante las horas de vigilia. Esta desintoxicación nocturna es crucial para mantener las funciones cognitivas, incluidas la memoria y las habilidades de aprendizaje. Además, aumenta significativamente la capacidad de atención, asegurando que estés despierto, completamente alerta y comprometido durante todo el día. Esta función cerebral mejorada es particularmente beneficiosa para las mujeres mayores de 50 años, apoyando la salud cognitiva y mitigando el riesgo de deterioro relacionado con la edad.

Las mujeres menopáusicas pueden mejorar la función del sistema glinfático priorizando un sueño de calidad. Mantenerse hidratado ayuda en la eliminación de desechos y asegura una limpieza completa. ¡El agua elimina la suciedad! La higiene del sueño adecuada, el ejercicio regular y la gestión del estrés son esenciales para optimizar la función glinfática y la salud cerebral en general.

Desintoxicación del sistema digestivo y el hígado: El intestino del cuerpo también se beneficia de una noche de descanso. Mientras duermes, tus órganos digestivos, incluido el hígado, continúan su trabajo, aunque más lento, permitiendo el descanso y la reparación. El sueño adecuado apoya estas vías críticas de desintoxicación, contribuyendo a un metabolismo y una digestión eficientes. El sueño, a su vez, ayuda a controlar el peso y promueve la salud del corazón al mantener niveles óptimos de azúcar en sangre y colesterol, factores esenciales para prevenir condiciones como la obesidad y las enfermedades cardíacas.

Este tiempo de inactividad es vital para tu hígado, el principal órgano de desintoxicación del cuerpo. El hígado procesa y elimina toxinas, asegurando que no se acumulen y dañen tu salud. Piensa en un filtro de aire de coche o de aire acondicionado doméstico que necesita una limpieza regular. El hígado es el filtro del cuerpo. Este órgano filtra eliminando toxinas y convierte el exceso de azúcar en glucógeno para su almacenamiento. Durante el ayuno intermitente, el hígado libera glucosa para obtener energía cuando no estás comiendo. El hígado fantástico puede curarse a sí mismo rejuveneciéndose cuando se maneja adecuadamente.

Tu intestino funciona mejor durante el día con mucha fibra, movimiento y agua. Durante el ayuno intermitente y el sueño, el proceso digestivo se ralentiza. El cuerpo se enfoca en la reparación y regeneración para la salud general. El sueño de calidad es esencial para el funcionamiento óptimo del hígado, la desintoxicación y el descanso intestinal.

Fortalecimiento del sistema inmunológico: Un sistema inmunológico robusto es tu defensa contra enfermedades y dolencias. El sueño influye significativamente en la fuerza y la eficacia de este mecanismo de defensa. Mientras descansas, tu complejo sistema inmunológico produce citoquinas, una proteína que combate infecciones e inflamaciones. El sueño adecuado asegura una respuesta inmunológica bien coordinada, permitiendo que tu cuerpo combata patógenos y se recupere rápidamente de enfermedades. Por el contrario, la privación del sueño debilita el sistema inmunológico, haciéndote más susceptible a infecciones y ralentizando los tiempos de recuperación.

En el mundo acelerado de hoy, asegurar el descanso suficiente es más crucial que nunca para mantener un sistema inmunológico robusto. El mundo aprendió valiosas lecciones durante la pandemia de COVID-19. El autocuidado fue una lección de vida o muerte, y practicar nuevas estrategias de salud fue salvador. El sistema inmunológico se fortalece a través de hábitos de estilo de vida que incluyen una dieta saludable, ejercicio, hidratación y sueño adecuado para la reparación.

El sueño de calidad permite que el sistema glinfático elimine toxinas y desechos del cerebro. El sistema nervioso central aumenta la circulación del líquido cefalorraquídeo durante el sueño. El sistema inmunológico libera citoquinas durante el sueño para ayudar en la respuesta inmunológica. Los huesos se reparan y la masa muscular mejora durante el sueño profundo. La salud y el equilibrio metabólicos se regulan durante el sueño de calidad. Reconocer y honrar la necesidad de descanso del cuerpo es un buen uso del tiempo.

Factores de riesgo de la privación del sueño: Ignorar las necesidades de sueño del cuerpo puede tener graves consecuencias para la salud. La deprivación crónica del sueño causa una serie de problemas de salud, incluyendo enfermedades cardiovasculares, diabetes, enfermedades mentales y obesidad. La disminución de la calidad del sueño interrumpe el equilibrio de esas hormonas del hambre, lo que lleva a un aumento del apetito y una tendencia a elegir alimentos ricos en calorías y pobres en nutrientes. La deprivación continua puede contribuir a un aumento significativo de peso y aumentar el riesgo de síndrome metabólico. El síndrome metabólico es el conjunto de condiciones que aumentan el riesgo de enfermedades cardíacas y otros problemas de salud, otra razón para cuidar tu patrón de sueño.

Además, la tensión que la deprivación del sueño coloca en el corazón es preocupante. La falta de sueño se asocia con un mayor riesgo de presión arterial alta, endurecimiento de las arterias, ataque cardíaco y accidente cerebrovascular. Estos riesgos destacan la importancia crítica de priorizar el sueño como un componente vital de un enfoque holístico para la salud.

A la luz de estos conocimientos, adoptar buenas prácticas de higiene del sueño se vuelve imperativo para cualquiera que busque optimizar su salud y bienestar. Para las mujeres mayores de 50 años, integrar un sueño reparador suficiente con el ayuno intermitente puede magnificar los impactos positivos en la salud hormonal. El sueño mejora la función cognitiva y la gestión del peso, mejorando la salud del corazón y un sistema inmunológico robusto. Esta noche, invierte en un sueño más saludable y una vida más vibrante.

6.3 Rutinas de sueño que promueven dulces sueños

Encontrar tranquilidad por la noche prepara el escenario para un sueño reparador, un aliado esencial en tu búsqueda de bienestar. Los dulces sueños son especialmente importantes cuando se navega por los cambios de la edad y se adoptan prácticas como el ayuno intermitente. Crear rituales que faciliten la transición de la vigilia al sueño puede mejorar significativamente la calidad de tu descanso, permitiéndote despertar sintiéndote verdaderamente rejuvenecido.

Una noche serena comienza mucho antes de que tu cabeza toque la almohada. Considera la importancia de relajarse, un paso a menudo pasado por alto pero vital para preparar tu mente y cuerpo para el sueño. Actividades como leer, estiramientos suaves o un baño caliente y relajante pueden señalar a tu cuerpo que es hora de desacelerar. Estos momentos de calma pueden ayudar a mitigar los efectos de los sofocos, una preocupación común para las mujeres mayores de 50 años, al reducir la temperatura central del cuerpo y promover la relajación.

Crear un horario de sueño consistente es otro pilar de la higiene del sueño saludable. Ir a dormir y despertarse a la misma hora todos los días, incluso los fines de semana, refuerza el reloj interno de tu cuerpo, o ritmo circadiano. Esta regularidad ayuda a promover tus patrones de sueño, haciendo que quedarse dormido y despertarse sea natural. Además, la actividad física regular durante el día puede mejorar la calidad del sueño al disminuir el tiempo que lleva quedarse dormido y producir un sueño profundo. Sin embargo, no es recomendable hacer ejercicio cerca de la hora de dormir, ya que puede energizar el cuerpo y dificultar quedarse dormido.

Fresco

La temperatura más fresca ayuda a conciliar el sueño. Bajar el termostato a la hora de acostarse mejora la calidad del sueño al apoyar la caída natural de la temperatura del cuerpo que ocurre durante la noche. Mantener un entorno fresco mantiene un sueño profundo y ayuda a producir la hormona del sueño, la melatonina. Las temperaturas más frescas en la habitación disminuyen los sofocos y los sudores nocturnos.

Productos innovadores para enfriar el dormitorio incluyen almohadillas de colchón refrigerantes, edredones refrigerantes, ropa de cama que regula la temperatura y sistemas de enfriamiento de camas. La tecnología ha proporcionado camas con control climático con características de secado del sudor. Si tienes un compañero que prefiere más calor, ahora existen opciones de enfriamiento solo para tu lado de la cama.

Oscuro

La exposición a la luz regula nuestro ciclo de sueño-vigilia. La exposición a la luz natural durante el día mejora el estado de ánimo y la alerta, mientras que mejora la calidad del sueño por la noche. A medida que se acerca la noche, minimizar la exposición a luces brillantes y pantallas puede ayudar a señalar a tu cuerpo que es hora de relajarse. La luz azul emitida por teléfonos, computadoras y otros dispositivos puede interferir con la producción de melatonina, la hormona responsable del sueño. Si evitar las pantallas por la noche no es posible, considera usar gafas bloqueadoras de luz azul para mitigar su impacto.

Las luces del dormitorio, como televisores, luces nocturnas o lámparas, pueden desconectarse por la noche. La oscuridad total estimula la glándula pineal para producir melatonina, necesaria para ciclos de sueño regulares. La exposición a la luz interrumpe tu ritmo circadiano. Las cortinas o persianas bloqueadoras de luz bloquean la luz de las ventanas. Si la fuente de luz es inevitable, puedes usar una máscara para los ojos.

Silencio

En nuestro mundo moderno, la exposición a campos electromagnéticos (EMF) de los dispositivos electrónicos es una preocupación creciente. Mientras la investigación sobre su impacto en el sueño continúa, crear un santuario libre de tecnología en tu dormitorio puede reducir posibles interrupciones. Cargar los dispositivos fuera del dormitorio o usar un despertador tradicional en lugar de un teléfono puede minimizar la exposición a EMF y reducir la tentación de interactuar con la tecnología antes de dormir.

Para aquellos que encuentran el silencio completo inquietante, una máquina de ruido blanco puede proporcionar un fondo relajante que enmascare otros sonidos y puede ser particularmente útil para crear un entorno propicio para el descanso.

Priorizar el sueño

Desde relajarse por la noche con actividades calmantes hasta crear un santuario del sueño que invite al descanso, cada paso es un bloque de construcción hacia lograr el sueño profundo y reparador vital para la salud y el bienestar. Planificar una buena noche de sueño es una prioridad.

Al concluir este capítulo, hemos explorado diversas estrategias para cultivar una rutina de sueño que nutra y apoye los procesos restaurativos naturales de tu cuerpo.

A medida que pasamos de las horas silenciosas, curativas y de limpieza de la noche, nos preparamos para enfrentar las toxinas destructivas que trae el día siguiente. Las prácticas discutidas aquí no se tratan solo de cerrar los ojos al mundo, sino de abrir nuestras mentes y cuerpos a la profunda curación que ofrece el sueño. Con cada noche de descanso, sentamos las bases para un yo más saludable y vibrante, listo para enfrentar los desafíos y alegrías del próximo día con mayor longevidad.

Cinco etapas del sueño:

- **Etapa 1**: Siesta ligera entre estar despierto y dormido. La actividad muscular disminuye, pero puedes sentir sacudidas o contracciones hipnóticas.

- **Etapa 2**: La temperatura corporal baja durante esta etapa y el ritmo cardíaco disminuye. Tu movimiento ocular se detiene y la actividad de las ondas cerebrales disminuye durante esta etapa.

- **Etapa 3**: Sueño profundo, difícil de despertar a alguien en esta etapa. Durante esta etapa, las ondas delta del cerebro son críticas para la restauración y el crecimiento.

- **Etapa 4**: Algunos científicos combinan las etapas 3 y 4. Aquí, el sueño es aún más profundo, con más ondas delta.

- **Etapa 5**: Movimiento Rápido de Ojos (REM). Es cuando la mayoría de los sueños ocurren. La actividad cerebral aumenta mientras el cuerpo permanece inmóvil, y el REM es crucial para la función cognitiva y la regulación emocional.

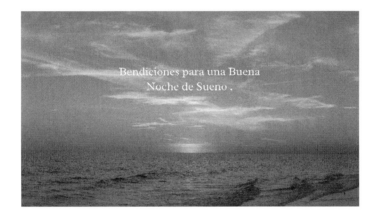

7
Navegando Fácilmente el Hambre

Comprender el hambre, los antojos y la alimentación consciente Navegandoeventos y celebraciones.

El hambre y los antojos no son solo señales que envía tu cuerpo; son conversaciones que intenta tener contigo. Descifrar correctamente estos mensajes es una habilidad invaluable, especialmente al integrar el ayuno intermitente en tu vida. Este capítulo te enseña conocimientos y herramientas para diferenciar entre hambre y simples antojos y proporciona estrategias para abordar ambos. Los pasos en este capítulo aseguran que te mantengas en el camino con tus metas de ayuno y salud. También te empoderan con habilidades para manejar el hambre y los antojos de manera efectiva, haciendo que tu viaje de ayuno intermitente sea más suave y placentero.

- **Evaluar el hambre real**

- **Antojos: tratar o engañar esos desencadenantes**

- **Comer conscientemente**

- **Navegar eventos social y festivos**

- **Celebrar el éxito**

Comprender las señales de hambre

El hambre verdadera y los antojos pueden parecer similares a primera vista, pero son tan diferentes como necesitar una chaqueta abrigada en una tormenta de nieve frente a querer la última moda de la pasarela. El hambre es la forma en que tu cuerpo dice que necesita combustible para funcionar de manera óptima. El hambre aparece gradualmente y puede ser calmada con una variedad de superalimentos. Sin embargo, los antojos tienen más que ver con buscar un sabor o textura específicos y a menudo son impulsados por necesidades emocionales, aburrimiento o hábito.

Cuando estás en ayunas, sintonizar estas señales se vuelve crucial. Se trata de reconocer, en ese momento, cuando tu estómago envía una solicitud educada de comida frente a cuando tu mente te empuja hacia esa galleta con chispas de chocolate para un rápido subidón de azúcar. Mantener un diario simple de alimentos puede ser un cambio de juego aquí. Por favor, anota cuándo sientes hambre o antojo de algo, qué te apetece comer y qué consumes. Con el tiempo, surgirán patrones que te ayudarán a traducir mejor las necesidades de tu cuerpo.

Estrategias para mitigar el hambre:

Manejar el hambre durante tus ventanas de ayuno no tiene que sentirse como aguantar la respiración bajo el agua. Hay estrategias prácticas y cotidianas que pueden aliviar significativamente este aspecto del ayuno:

- Mantente hidratado: A veces, la sed se disfraza de hambre. Beber agua durante tu ventana de ayuno puede mantener a raya el 'hambre falsa'. Las infusiones de hierbas o el café negro (si no eres sensible a la cafeína) también funcionan, agregando algo de variedad mientras te mantienes hidratado.

- La fibra es tu amiga: Incluye alimentos ricos en fibra durante tus ventanas de alimentación. Las verduras, los cereales integrales y las legumbres te ayudan a sentirte lleno por más tiempo, suavizando tus periodos de ayuno. Una ensalada con hojas verdes, garbanzos y una pizca de semillas puede ser satisfactoria y nutritiva. Y recuerda de ponerle, una rebanada de aguacate encima de la ensalada.

- Comidas ricas en proteínas: Similar a la fibra, la proteína te ayuda a sentirte satisfecho. Incorporar una buena fuente de proteína en tus comidas apoya la salud muscular y mantiene a raya los dolores de hambre. ¡Prueba un puñado de nueces!

Abordar los antojos:

Los antojos pueden ser persistentes, susurrando dulces tentaciones sobre tus bocadillos favoritos. Aquí tienes cómo puede navegar estos momentos:

- Comprender el desencadenante: Los antojos a menudo tienen poco que ver con el hambre. ¿Estás estresado, aburrido o simplemente acostumbrado a picar mientras miras la televisión? Identificar el desencadenante es el primer paso para manejar los antojos. Evitar el desencadenante puede hacer maravillas.

- Encontrar alternativas: Si anhelas algo dulce, una manzana o un pequeño trozo de chocolate oscuro pueden satisfacer esa necesidad sin descarrilar tus metas de ayuno. Come una nuez a la vez en lugar de echar un puñado en la boca. Un poco de palomitas de maíz al aire podría hacer el truco para los antojos salados.

- La distracción funciona: A veces, todo lo que se necesita es un cambio de actividad. Un paseo, unos minutos de estiramiento o incluso llamar a un amigo pueden desviar tu atención del antojo.

Técnicas de alimentación consciente:

La alimentación consciente no se trata de reglas estrictas; se trata de experimentar los alimentos más intensamente: saborear cada bocado y apreciar sus sabores, texturas y la nutrición que proporciona:

- Comer despacio, sin distracción: Esto te permite disfrutar de tu comida y reconocer cuando estás lleno, reduciendo la probabilidad de comer en exceso.

- Verificar tu hambre: Pregúntate qué tan hambriento estás antes de comer. ¿Es hambre verdadera? Esta simple pregunta puede ayudarte a tomar decisiones más conscientes sobre qué y cuánto comer.

- Apreciar tu comida: Tómate un momento para estar agradecido por la comida antes de ti. Esta práctica ofrece una conexión más profunda con tu comida y el proceso de nutrición.

¿Podrías revisar estas estrategias? Ser intencional sobre tu rutina diaria puede transformar tu relación con la comida. Convierte las comidas en una experiencia para anticipar, un momento de conexión entre las necesidades de tu cuerpo y la nutrición que le proporcionas.

Presta atención al poder de tu entorno físico. Organiza tu despensa y refrigerador para promover tu estilo de vida de ayuno. Vigilar tu entorno podría significar tener alimentos saludables y listos para comer disponibles para tu ventana de alimentación y despejar las tentaciones que podrían descarrilar tus esfuerzos.

7.2 Navegar la vida social con gracia

Navegar las aguas de los compromisos sociales mientras te adhieres a un horario de ayuno intermitente puede a veces sentirse como intentar bailar con gracia en una cuerda floja. Se trata de encontrar un equilibrio perfecto entre tu vida social y el ayuno de manera armoniosa. Ambos deben enriquecerse mutuamente en lugar de restarse valor. Aquí, desglosamos estrategias para integrar hábilmente el ayuno en tu vida social, asegurando que tu enfoque dietético enriquezca tu vida y relaciones.

Equilibrar los compromisos sociales:

La vida siempre tiene momentos que llaman a la celebración, conexión y, a veces, indulgencia. Cuando surgen estos momentos, tener un plan te permite participar sin desviarte de tu camino de ayuno. Considera estas estrategias:

- Preplanificar tu horario de ayuno: Si sabes sobre un evento, ajusta tu ventana de ayuno para acomodarlo. Los planes podrían significar comenzar tu ayuno más temprano el día anterior o romper tu ayuno justo antes de que comience el evento.

- Elegir actividades sociales alrededor de eventos no alimentarios: No todas las reuniones sociales necesitan girar en torno a las comidas. Propón una reunión para un paseo en el parque sombreado, una visita a un museo o un taller juntos.

- Organizar reuniones en tu casa: Como anfitrión, tienes más control sobre el horario y el menú, facilitando alinear el evento con tu horario de ayuno.

- **Comunicar las preferencias dietéticas:**
  La apertura sobre tu viaje de ayuno fomenta la comprensión y el apoyo de tu círculo social. Aquí tienes cómo comunicar tu enfoque de manera efectiva:

- Sé franco pero flexible: Comparte tu compromiso con el ayuno intermitente con amigos y familiares. Explica por qué es importante para ti, pero también expresa tu disposición a ser adaptable para ocasiones especiales.

- Enfócate en lo positivo: En lugar de enfatizar lo que no puedes comer o beber durante tu período de ayuno, destaca los aspectos positivos de cómo te sientes cuando ayunas y los beneficios que has notado.

- Sugerir alternativas: Si un plan social propuesto entra en conflicto con tu horario de ayuno, ofrece tiempos o actividades alternativos que se ajusten mejor.

Ajustar las ventanas de ayuno:

La flexibilidad es clave para integrar el ayuno con una vida social activa. Los ajustes temporales a tu ventana de ayuno son perfectamente aceptables y pueden ayudarte a mantener este estilo de vida a largo plazo:

- Utiliza un período de ayuno más corto: Si un evento social cae durante tu tiempo habitual de ayuno, considera acortar tu ventana de ayuno para ese día. Al día siguiente, puedes volver a tu horario regular.

- Cambiar tu ventana de alimentación: Cambiar tu ventana de alimentación a más tarde en el día o la noche puede permitirte disfrutar de cenas sociales sin romper tus compromisos de ayuno.

Mantener el rumbo durante las festividades

Las vacaciones y ocasiones especiales a menudo se centran en la comida, creando un entorno desafiante para aquellos que ayunan. Aquí tienes formas de navegar estos períodos:

- Planifica tus indulgencias: Decide de antemano qué delicias festivas esperas con más ansias y planea tu horario de ayuno en torno a ellas. Planificando te permite disfrutarlas sin excederte.

- Lleva un plato: Si asistes a una reunión festiva, lleva un plato que se ajuste a tu ventana de alimentación y preferencias dietéticas. Asegúrate de tener al menos un artículo que puedas disfrutar sin comprometer tus metas de ayuno.

- Enfócate en la compañía, no solo en la comida:

Encontrar la comunidad adecuada que se alinee con tus metas, valores y estilo de vida puede hacer o deshacer el ayuno antes de lo que pretendes. Aquí hay algunos consejos para guiar tu búsqueda:

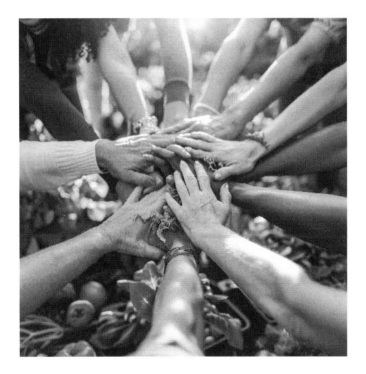

- Investiga grupos en línea y locales: Explora foros, plataformas de redes sociales y centros locales de salud y bienestar. Muchos grupos en línea están dedicados al ayuno intermitente y ofrecen una variedad de temas, desde consejos para principiantes hasta estrategias avanzadas.

- Asiste a reuniones o charlas virtuales: Participar en discusiones te da una idea de la dinámica del grupo, ayudándote a determinar si es adecuado para ti.

- Busca diversidad en las experiencias: Un grupo que dé la bienvenida a miembros en diferentes etapas de su viaje de ayuno puede proporcionar una perspectiva más amplia, enriqueciendo tu comprensión y enfoque.

- Considera la ética del grupo: Asegúrate de que el enfoque del grupo hacia el ayuno y la salud se alinee con tus creencias y preferencias. Un ambiente de apoyo y sin juicios es vital. Las comunidades en línea están llenas de individuos en varias etapas de sus viajes de ayuno intermitente. Plataformas como Reddit, grupos de Facebook o foros dedicados al ayuno intermitente ofrecen una riqueza de experiencias compartidas y estímulo.

- Involucra a amigos o familiares: Aquellos que estén abiertos a aprender sobre el ayuno intermitente y estén cerca. Compartir artículos, podcasts, libros o documentales puede generar conversaciones y potencialmente reclutar compañeros de ayuno.

Construyendo un ambiente de apoyo: Navegar cualquier cambio significativo solo puede ser desafiante. Rodearte de compañeros que entiendan y te apoyen puede marcar la diferencia. Cuando tienes una comunidad que resuena contigo, encontrarás que el viaje de ayuno intermitente se enriquece con las historias, el apoyo y la sabiduría de sus miembros. Esta empresa colectiva eleva tu experiencia y contribuye a un tapiz más grande de salud y bienestar más allá de los objetivos individuales.

Deja que este capítulo te recuerde el poder de los viajes compartidos y la belleza de descubrir tu grupo de pares. ¡Escucha a tu cuerpo! Evalúa: ¿Tengo señales de hambre o señales de antojo? Luego, ajusta, navega y celebra los eventos positivos y aprendidos.

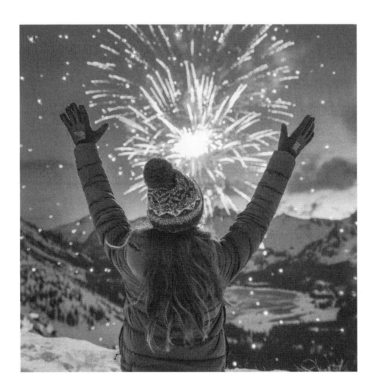

¡TÚ PUEDES!

Evalúa el hambre real

Antojos - trata los desencadenantes

Comer conscientemente

Navega eventos sociales y festivos

¡Celebra el éxito!

8
¡No es tu culpa!
Las hormonas influyen en tu peso, ajusta para progresar.

Un estancamiento en la pérdida de peso ocurre típicamente cuando tu cuerpo se adapta a la pérdida de peso y encuentra su nuevo equilibrio. Si la báscula se ha mantenido igual durante unas seis semanas, es probable que hayas alcanzado un estancamiento. Es crucial entender que los estancamientos son una parte normal de la respuesta del cuerpo a la pérdida de peso. No significan fracaso, sino una oportunidad para reevaluar y ajustar tu estrategia.

Alcanzar un estancamiento puede sentirse como chocar a toda velocidad contra una pared invisible. De repente, el progreso que antes era visible semana tras semana parece detenerse, dejándote cuestionando la eficacia de tus esfuerzos. No se trata solo de que la báscula se niegue a moverse; es la frustración que viene con seguir un régimen y no ver los resultados por los que estás trabajando arduamente. Estás a merced de tus hormonas y microbioma. ¡No es tu culpa! Considera esta pausa como una fase natural de cualquier viaje de pérdida de peso y una oportunidad para entender mejor tu cuerpo. Reconocer un estancamiento y navegar a través de él puede reavivar tu progreso y motivación.

Las hormonas influyen en el peso de las mujeres. Aquí está cómo:

- Estrógeno: Los niveles de estrógeno fluctúan a lo largo del ciclo menstrual de una mujer. Los niveles más altos de estrógeno pueden aumentar el almacenamiento de grasa, particularmente en las caderas y muslos. Además, las fluctuaciones en los niveles de estrógeno pueden afectar la sensibilidad a la insulina, lo que puede impactar cómo el cuerpo metaboliza los carbohidratos y almacena grasa.

- Progesterona: Al igual que el estrógeno, los niveles de progesterona fluctúan a lo largo del ciclo menstrual. Los niveles más altos de progesterona conducen a un aumento de la retención de agua y la hinchazón. Tu peso en la báscula aumenta visiblemente por el peso del agua.

- Hormonas tiroideas: Es más que una prueba de tiroides. Pídele a tu médico que examine las hormonas tiroideas, incluyendo la tiroxina (T4) y la triyodotironina (T3). Todas estas juegan un papel crucial en la regulación del metabolismo. Condiciones como el hipotiroidismo (una tiroides hipoactiva) pueden disminuir el metabolismo, dificultando la pérdida de peso.

- Cortisol: Si es necesario, investiga sobre suplementos para la gestión del cortisol. El estrés crónico conduce a niveles elevados de cortisol. Las glándulas suprarrenales liberan esta hormona. Los niveles altos de cortisol aumentan el apetito y los antojos de alimentos poco saludables, lo que lleva al aumento de peso o inhibe los esfuerzos para perder peso.

Considerar las hormonas es crucial. Si aún tienes un ciclo, rastrea tus tiempos de ayuno en el calendario y adáptalos. Comer superalimentos saludables, especialmente la semana antes de tu ciclo menstrual, apoya tus hormonas. Después de la ovulación, tu cuerpo se adapta mejor a un nuevo estrés corporal aumentando tu tiempo de ayuno a 17 horas o más. El ayuno prolongado promoverá la autofagia, la quema de grasa y la reparación celular.

Durante la menopausia, la producción de estrógeno disminuye naturalmente y la resistencia a la insulina aumenta. ¡Cuando la insulina sube, el estrógeno baja! El hígado y el intestino ayudan a descomponer y excretar las hormonas para que el cuerpo pueda utilizarlas. Cuidar lo que alimenta el microbioma ayuda a estabilizar las hormonas. Mantén un microbioma intestinal saludable a través de superalimentos, una dieta equilibrada de fibra, alimentos fermentados y probióticos para apoyar la pérdida de peso. Estos esfuerzos promueven una digestión adecuada, metabolismo y equilibrio hormonal.

Piensa en un bebé recién nacido y su sistema digestivo; comen y, poco después, tienen una evacuación intestinal. La digestión adecuada incluye evacuaciones intestinales regulares al menos una vez al día. Ahora, piensa en un tobogán de agua. Las cosas se atascan en el tobogán si hay poca o ninguna agua. Nuestro tracto digestivo y el tracto intestinal tienen aproximadamente 29 pies o 9 metros. La fibra agrega volumen a los alimentos, alimenta las bacterias, ayuda a la digestión y atrae agua. El agua ayuda a deslizar los alimentos para evitar el estreñimiento y ayudar en la pérdida de peso, otra razón para aumentar tu ingesta de agua.

A veces llamado el segundo cerebro, el tracto digestivo es el anfitrión del microbioma intestinal. Hay trillones de microorganismos a lo largo de todo el tracto digestivo, jugando un papel crucial en varios aspectos de la salud, incluida la regulación del peso. Aquí está cómo el microbioma intestinal afecta la pérdida de peso:

- Digestión y absorción: El microbioma intestinal ayuda a descomponer los alimentos y extraer nutrientes. Un desequilibrio en los organismos buenos y malos puede afectar la digestión y la absorción de nutrientes, lo que puede llevar al aumento de peso o dificultar los esfuerzos de pérdida de peso.

- Metabolismo: Ciertas bacterias intestinales producen ácidos grasos de cadena corta (AGCC) durante la fermentación de las fibras dietéticas. Los AGCC pueden influir en el metabolismo, la regulación del apetito y el gasto de energía, impactando la pérdida o ganancia de peso.

- Inflamación: Los desequilibrios en el microbioma intestinal conducen a la inflamación asociada con la obesidad y los trastornos metabólicos. La inflamación crónica puede interferir con la regulación hormonal y los procesos metabólicos en la pérdida de peso.

- Regulación hormonal: El microbioma intestinal interactúa con las hormonas que regulan el apetito, como la leptina y la grelina. Las interrupciones en estas señales hormonales pueden afectar el hambre y la satisfacción, potencialmente influyendo en la ingesta de alimentos y la gestión del peso.

Otras posibles razones para los estancamientos durante el ayuno intermitente incluyen:

- Adaptación metabólica: Inicialmente, el cuerpo puede responder al ayuno intermitente con pérdida de peso. Sin embargo, con el tiempo, el cuerpo podría adaptarse al nuevo patrón alimentario al ralentizar el metabolismo, haciendo que sea más difícil continuar perdiendo peso.

- Compensación calórica: Algunas personas pueden compensar la ventana de alimentación reducida durante el ayuno intermitente consumiendo comidas más grandes o alimentos con más calorías durante sus periodos de alimentación. Revisa tu diario de alimentos.

- Falta de equilibrio de nutrientes: Presta atención al equilibrio de nutrientes durante los periodos de alimentación. Es esencial centrarse en consumir nutrientes de superalimentos durante las ventanas de alimentación.

Ajustando las estrategias de ayuno:
Cuando la rutina habitual no da resultados, mezclar las cosas puede ayudar. Si has estado siguiendo un horario de ayuno de 16/8, considera cambiar a un enfoque de 5:2 durante algunas semanas o viceversa. Un ayuno de 24 horas puede reiniciar la quema de grasa.

Prueba una ensalada grande y nutritiva, cargada con semillas de girasol y aguacate encima. Añade batata y tu proteína favorita, rematada con fruta congelada, en un pudín de semillas de chía.

Luego, ayuna hasta la cena del día siguiente. Este nuevo método de ayuno de 24 horas es lo que tu cuerpo necesita para reiniciar el proceso de pérdida de peso nuevamente. Reevaluar tu ventana de alimentación, centrándote en alimentos densos en nutrientes que apoyen la saciedad y la energía, y cambiar tu rutina de ejercicios puede mover el estancamiento.

Personalizando el ayuno con el tiempo:

La vida no es estática. Nuestros cuerpos cambian, nuestros horarios cambian, y lo que funcionó para nosotros en un momento puede ser menos efectivo más tarde. Reconoce que el enfoque del ayuno intermitente debe ser flexible y estar listo para evolucionar. Aprende a asegurar que tu plan de ayuno equilibre el ritmo de tu vida.

Aumenta los periodos de ayuno para diferentes momentos hormonales. Las mujeres, en particular, pueden encontrar que sus necesidades de ayuno cambian con las fluctuaciones hormonales a lo largo del mes. Puede haber días en los que una ventana de ayuno más larga se sienta bien y otros en los que sea más desafiante. Prestar atención a estos patrones permite un horario de ayuno que apoye el equilibrio hormonal.

Ajusta según las demandas de la vida. Un periodo ocupado en el trabajo puede significar ventanas de ayuno más cortas, que son más realistas. Puedes encontrar que es más fácil ayunar durante los días de trabajo ocupados. Puedes saltarte el desayuno y tomar café o té verde en su lugar. Trabajar durante el almuerzo parecerá fácil cuando tienes trabajo para terminar. Bebe un poco de agua mineral de camino a casa; es la hora de la cena. Alternativamente, durante tiempos más tranquilos, puedes explorar ayunos más largos. La clave es encontrar lo que se siente factible y beneficioso para ti en cualquier momento dado.

Importancia de la paciencia y la persistencia

La paciencia, de hecho, es una virtud: Continúa superando el estancamiento en la pérdida de peso. El sistema de regulación del peso del cuerpo es complejo y a veces responde a los cambios después de un tiempo.

Las hormonas siguen dictando la función de nuestro cuerpo incluso si la menstruación ha cesado. El objetivo es mantener una mentalidad positiva y permanecer comprometida con tu régimen de ayuno y alimentación saludable, incluso cuando el progreso se detiene. Recuerda, la pérdida de peso no es lineal y las fluctuaciones son normales.

¡Celebra las victorias que no se reflejan en la balanza!

¡Abraza la nueva energía!

¡Hijole, estás durmiendo mejor!

¡Tu ropa te queda más cómoda!

¡Aplaude la respuesta positiva de tu cuerpo!

¡Toma nota de los pequeños éxitos!

Cuando persigues objetivos a largo plazo, es fácil pasar por alto los hitos. Sin embargo, celebrar estos logros es crucial para mantener la motivación y reconocer tu progreso.

Las pequeñas victorias, como completar tu primer ayuno de 24 horas o elegir un refrigerio saludable para controlar los antojos, merecen reconocimiento. ¡Tú mereces reconocimiento! Date un premio que no sea comida, como un libro nuevo o un baño relajante.

Lleva un diario de éxitos. Documentar tus victorias, por pequeñas que sean, proporciona un registro tangible de tu progreso y te motiva cuando enfrentas desafíos. Escribe nuevas notas regularmente y lee y revisa tu diario a menudo.

Comparte tus éxitos con tu red de apoyo. Celebrar juntos puede fortalecer los lazos e inspirar a otros en sus viajes de salud. ¡Esta es el área donde está bien presumir!

Incorporación de ajustes en el ejercicio

A veces, un estancamiento señala que es hora de intensificar tu rutina de ejercicios. Si te has estado enfocando solo en el cardio, agregar dos o tres días de entrenamiento de fuerza puede marcar una diferencia significativa. Los músculos son tejido metabólicamente activo, lo que significa que queman calorías incluso en reposo, lo que puede ayudar a superar un estancamiento en la pérdida de peso. Por otro lado, si los entrenamientos intensos dominan tu rutina, incorporar yoga o pilates puede mejorar la flexibilidad y reducir el estrés, lo que podría ser lo que tu cuerpo necesita para superar el estancamiento.

Desafío de intercambio de ejercicios:

Prueba un desafío de una semana que te anime a cambiar uno de tus entrenamientos regulares por algo diferente, como reemplazar una carrera con una sesión de entrenamiento de fuerza. Nota cualquier cambio en cómo te sientes o en tu progreso hacia tus objetivos.

8.2 Envejecimiento y ajuste de tu plan para el progreso

Revisa tu "POR QUÉ" y relee tu objetivo. ¡Recuerda, mantente paciente y persistente!

Mantén a la vista tus objetivos a largo plazo mientras celebras pequeñas victorias todos los días.

La forma en que procesamos los alimentos y utilizamos la energía en nuestros treinta y cuarenta años cambia a medida que envejecemos. Reconocemos que este cambio es necesario para nuestra salud en general y adaptamos nuestros métodos de ayuno para que se ajusten a estos cambios.

El metabolismo se ralentiza naturalmente con la edad, afectando la rapidez con la que se utilizan las calorías y la eficiencia con la que nuestros cuerpos convierten los alimentos en energía. Esta ralentización puede impactar la efectividad de los horarios de ayuno intermitente que antes parecían ideales para nuestras necesidades. Es común descubrir que el plan de ayuno que trajo resultados significativos hace unos años no ofrece los mismos beneficios hoy en día.

Incluso si eso es cierto, el ayuno intermitente ha mantenido su valor. En cambio, esto es una señal para escuchar las señales y un momento para recalibrar. Ajustar tu enfoque de ayuno para alinearlo con tu tasa metabólica puede ayudar a mantener el éxito.

Escuchar a tu cuerpo:

Una afinación aguda a las señales de tu cuerpo es la piedra angular de cualquier plan de ayuno efectivo. El hambre, las caídas de energía e incluso los cambios en la calidad del sueño pueden proporcionar información sobre qué tan bien funciona tu horario de ayuno para ti.

Mantenerse receptivo a estos cambios es crítico.

Lleva un registro diario de tus niveles de energía, antojos y hambre. Busca patrones que sugieran que tu plan de ayuno actual necesita ajustes.

Observa cómo los diferentes alimentos consumidos durante tus ventanas de alimentación afectan tus períodos de ayuno. Los alimentos que aumentan tu azúcar en sangre pueden llevar a caídas de energía y aumentar el hambre al día siguiente.

8.3 Seguridad y cuándo consultar a un profesional

La decisión de ajustar tu enfoque de ayuno debe venir con autoconciencia. Los signos y síntomas deben ser abordados, ya que pueden indicar que tu rutina de ayuno actual no se alinea con las necesidades de tu cuerpo. Estos signos de advertencia incluyen fatiga extrema, irritabilidad, insomnio prolongado o cualquier forma de malestar físico que se desvíe de la norma.

Experimentar cambios de peso significativos e inexplicables—ya sea pérdida o ganancia—también merece atención. Estos síntomas pueden sugerir que tu cuerpo está bajo estrés o no está recibiendo los nutrientes que necesita para funcionar correctamente.

Llega un momento en el que puede ser necesario más que la experimentación personal y los ajustes, especialmente cuando se trata de afecciones de salud subyacentes o cuando el ayuno trae desafíos inesperados. Es en este momento cuando la orientación profesional se vuelve invaluable.

El ayuno intermitente requiere una consideración cuidadosa y supervisión profesional para las personas con condiciones preexistentes como la diabetes o enfermedades del corazón. Las condiciones que afectan los niveles de azúcar en la sangre requieren un monitoreo meticuloso durante los períodos de ayuno para prevenir efectos adversos. Es aquí donde la guía de un proveedor de atención médica se convierte en nuestro socio en salud, asegurando que tu plan de ayuno complemente tus estrategias de manejo de la salud en lugar de complicarlas.

-Los chequeos regulares pueden proporcionar una imagen más clara de tu estado de salud, ofreciendo una línea de base para ajustar tu plan de ayuno.

-Un proveedor de atención médica familiarizado con el ayuno intermitente puede revisar tus números de salud y darte consejos personalizados, considerando tu historial médico, estado de salud actual y objetivos a largo plazo.

-Los nutricionistas pueden proporcionar información sobre cómo estructurar mejor tus ventanas de alimentación para asegurarte de cumplir con todas tus necesidades nutricionales, lo cual es especialmente crucial a medida que cambian los requisitos de tu cuerpo con la edad.

Encuentra el equilibrio adecuado entre macronutrientes: —proteínas, grasas y carbohidratos—

-Consulta a tu proveedor de atención médica actual para obtener referencias o recomendaciones.

-Investiga profesionales a través de asociaciones médicas o sociedades enfocadas en la salud nutricional.

-Consulta con tu comunidad de ayuno intermitente, foros o grupos donde tus compañeros puedan compartir sus experiencias y recomendaciones útiles.

El cuerpo de cada persona responde de manera diferente al ayuno intermitente y al ejercicio, y lo que funciona para uno puede no funcionar para otro. Escuchar a otros que han enfrentado desafíos similares puede proporcionar nuevas perspectivas y soluciones. Las mujeres que han ajustado su ventana de alimentación, experimentado con diferentes horarios de ayuno o modificado sus dietas tienen conocimientos valiosos para compartir: consulta con tu comunidad. ¡Habla con tu nuevo grupo de compañeros! Aprender de las experiencias de los demás puede proporcionar consejos prácticos para superar tu estancamiento y recordarte que no estás sola enfrentando este desafío.

En este capítulo, hemos analizando que tu incapacidad para perder peso puede no ser tu culpa. Revisamos estrategias y ajustes para ayudarte a navegar esta fase. Los estancamientos son una parte normal de una pérdida de peso saludable; el cuerpo se ajusta a la nueva tú. Al reevaluar y ajustar tu horario de ayuno, dieta y rutina de ejercicio, puedes encontrar nuevas formas de estimular el progreso. Revisa tu diario de alimentación para recordarte qué superalimentos funcionan mejor para la pérdida de peso. Trabaja por una flora intestinal saludable y alimenta tu microbioma. Presta atención a las señales hormonales.

¡Celebra las victorias y sigue siendo positiva!

9
Estilo de vida holístico para la longevidad
Establezca metas EMART

Imagina equilibrarte en una cuerda floja. De un lado, está el terreno familiar de los hábitos pasados; del otro, la plataforma sólida de tus objetivos de salud. El ayuno intermitente es el palo que te ayuda a mantener el equilibrio. No se trata solo de las horas en las que comes y no comes; se trata de crear un estilo de vida que apoye este equilibrio, haciendo que la caminata se sienta natural y sin esfuerzo con el tiempo.

El éxito en el ayuno intermitente no se mide solo por alcanzar un peso objetivo o mejorar los marcadores de salud. El verdadero éxito se encuentra en mantener estas prácticas, haciéndolas tan naturales en tu día como respirar. Esta sección profundiza en estrategias que ayudan a consolidar el ayuno intermitente como una parte sostenible de tu estilo de vida.

Aquí, enfatizaremos la importancia de establecer metas EMART, fomentar un ambiente de apoyo, abrazar el aprendizaje continuo y celebrar cada logro. ¡Holístico: Cuidar de todo el cuerpo de manera integral!

Escriba metas E. M. A. R. T

Las metas Específicas, Medibles, Alcanzables, Realistas y con Tiempo definido nos dan dirección. Si lo piensas, es solo un pensamiento. Si lo escribes, es una meta. Luego, puedes planificar la acción.

Comienza con metas Específicas y claras, como mejorar los niveles de azúcar en sangre en 10 puntos y usar menos insulina o entrar en una talla específica de vestido para una ocasión especial. Combina tus metas con objetivos más suaves y subjetivos, como sentirte más enérgica y mejorar la calidad y cantidad del sueño. Otra podría ser disminuir los sofocos.

Escribir metas Alcanzables te permite celebrar más a menudo, lo que lleva a la motivación y el impulso. Las metas diarias incluyen tener energía para hacer la cama, salir 10 minutos al sol para ajustar el ritmo circadiano o hacer 7 minutos de ejercicio antes de la ducha matutina.

Recuerda ser Realista y no intentar un ayuno de 24 horas antes de manejar el periodo de ayuno de 12 horas durante un par de semanas. Si un evento de trabajo nocturno significa ajustar tu ventana de alimentación, está bien. Planea practicar la progresión, no la perfección.

El Tiempo es esencial al escribir tus metas. Considera dominar el ayuno de 12 horas durante unos meses; escribe las fechas. Incluso si regularmente cenas a las 6 p.m., está bien cambiar a las 7 p.m. si las circunstancias cambiantes requieren un ajuste en tus tiempos.

Los chequeos regulares de tus metas pueden ayudar a recalibrar tus esfuerzos.

Cuando hayas alcanzado tus objetivos iniciales, es hora de establecer nuevos. Crear metas que evolucionen contigo asegura que el ayuno intermitente se convierta en una parte sostenible e integral de tu estilo de vida, no solo una solución temporal. Tu cuerpo no se beneficia de las dietas yo-yo. Estás planificando para un envejecimiento saludable y empoderado a largo plazo.

9.2 Salud Holística de la Mujer

Reconociendo que la salud de la mujer está en constante evolución, con nuevos estudios y hallazgos sobre sujetos femeninos que iluminan el camino hacia el bienestar holístico. Entre estas revelaciones, los nuevos estudios sobre ayuno intermitente ofrecen ideas y estrategias particularmente ajustadas a los desafíos y oportunidades únicos de salud que enfrentan las mujeres, especialmente al navegar la menopausia y los años que siguen. La ciencia está alcanzando y arrojando luz con la investigación más reciente y un enfoque holístico de la salud en las mujeres.

Los estudios se están enfocando cada vez más en cómo los protocolos de ayuno influyen en el equilibrio hormonal, la salud metabólica y la regeneración celular, particularmente en la menopausia y el envejecimiento. Una de las áreas más convincentes de exploración es el impacto del ayuno en las células madre. Nuevas investigaciones científicas sugieren que el ayuno puede estimular la producción y activación de células madre, que juegan un papel en la reparación y rejuvenecimiento de los tejidos, un proceso que podría ser particularmente beneficioso para contrarrestar el desgaste celular asociado con el envejecimiento.

Los hallazgos indican que el ayuno puede mejorar la capacidad del cuerpo para repararse a sí mismo, ofreciendo una protección contra el declive relacionado con la edad y las enfermedades. La interacción entre el ayuno y las hormonas como la insulina y el estrógeno tiene el potencial de estabilizar los niveles de insulina y mitigar algunas de las fluctuaciones hormonales que caracterizan la menopausia. La autofagia, el proceso del cuerpo de limpiar las células dañadas para dar paso a nuevas, es otra área donde el ayuno muestra promesas, con implicaciones para la longevidad y la duración de la salud.

Integrando el Ayuno con Prácticas de Salud Holística para Mujeres

La búsqueda del bienestar, la nutrición y la dieta son piezas de un gran rompecabezas. Para las mujeres, especialmente las mayores de 50 años, integrar el Ayuno Intermitente con prácticas holísticas puede amplificar los beneficios, creando una mezcla armoniosa de salud física, mental y emocional. Hemos revisado muchas de estas modalidades en capítulos anteriores. Aquí hay algunos recordatorios:

Movimiento: Estiramientos y movimiento sirven como poderosos aliados en la salud de la mujer. Pueden mejorar la flexibilidad y la fuerza, reducir el estrés y mejorar la claridad mental. Movimientos suaves y conscientes también pueden mejorar la digestión y la salud metabólica, haciéndolos perfectos compañeros del ayuno intermitente.

Paquetes de Aceite de Ricino: Los paquetes de aceite de ricino implican remojar un paño en aceite de ricino para colocarlo en la piel o aplicar aceite directamente en la piel y cubrirlo para evitar fugas. Se sabe que el aceite de ricino mejora la circulación y promueve la curación. Históricamente, el aceite de ricino se utiliza regularmente para aliviar el dolor y la inflamación y promover la desintoxicación.

Cepillado en Seco: Un ritual relajante antes de acostarse es tomar el cepillo para el cuerpo. Es una forma fácil y económica de cuidarte. Usando un cepillo de cerdas naturales, exfolias la piel, estimulas el sistema linfático, mejoras la circulación, eliminas células muertas de la piel y promueves la desintoxicación.

Aceites Esenciales: La historia demuestra que quienes usan aceites esenciales pueden usar aceites para diversos propósitos, como la relajación, el alivio del estrés, la mejora del sueño y el alivio del dolor. Difunde tu aceite favorito, aplícalo tópicamente (puro o con un aceite portador) o agrégalo al agua del baño.

Cúrcuma con Pimienta Negra: La cúrcuma es una especia potente antiinflamatoria y antioxidante. Consumir cúrcuma o usarla tópicamente puede ayudar a reducir la inflamación, apoyar la digestión y promover un ayuno intermitente saludable. Añadir pimienta negra que contiene piperina puede promover la absorción de la curcumina, el compuesto activo de la cúrcuma. Beber té de pimienta negra junto con cúrcuma puede mejorar sus beneficios. Añade una pizca de pimienta negra al agua caliente y deja reposar durante unos minutos.

Meditación: En el corazón de la meditación está la atención plena: estar plenamente presente en el momento. Esta práctica puede enriquecer la experiencia del ayuno, ayudando a las mujeres a sintonizar con las señales de hambre y saciedad de sus cuerpos, reducir el estrés y fomentar una conexión más profunda con su yo interior. Los efectos de la meditación sobre la reducción del estrés son preciosos, ya que el estrés puede afectar profundamente el equilibrio hormonal y la salud en general.

Libreta Reflexivo: Una práctica a menudo pasada por alto, el escribir en una libreta ofrece un espacio para la reflexión, el autodescubrimiento y el establecimiento de intenciones. Un diario de ayuno puede ayudarte a rastrear las respuestas de tu cuerpo, documentar tus sentimientos y experiencias, y celebrar tus éxitos. Esta práctica fomenta un enfoque consciente del ayuno y la alimentación, profundizando tu comprensión de las necesidades y reacciones de tu cuerpo.

El té de plátano es una bebida reconfortante y nutritiva que relaja a las personas antes de acostarse.

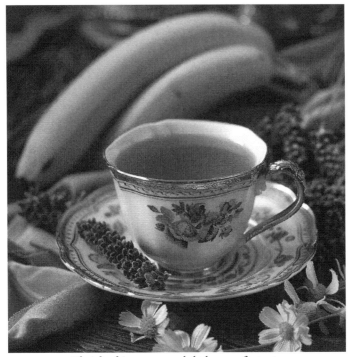

El té de plátano es una bebida reconfortante.

El té de plátano contiene magnesio y vitaminas que ayudan al funcionamiento muscular y nervioso. Beber té de plátano puede ayudar a relajar los músculos y promover un mejor sueño. El té de plátano también proporciona:

- **Potasio**: Este mineral esencial regula la presión arterial y el equilibrio de líquidos. Los alimentos ricos en potasio también ayudan a prevenir calambres musculares y promueven la salud del corazón.

- **Vitamina B6**: La vitamina B6 es esencial para convertir los alimentos en energía y producir neurotransmisores como la serotonina y la melatonina. Niveles adecuados de vitamina B6 son necesarios para mantener un ciclo de sueño-vigilia saludable.

- **Antioxidantes**: Los plátanos contienen antioxidantes como la dopamina y las catequinas, que ayudan a fortalecer las células contra el daño causado por los radicales libres. Consumir alimentos ricos en antioxidantes puede ayudar a reducir la inflamación y disminuir el riesgo de enfermedades crónicas.

- **Fibra Dietética**: Los plátanos están llenos de fibra, lo que ayuda a fortalecer la salud digestiva y promueve la sensación de saciedad. Incluir fibra en tu dieta ayuda a controlar el peso y regula los movimientos intestinales.

Disfruta del té de plátano, una bebida nutritiva y reconfortante, como parte de una dieta equilibrada. Es libre de cafeína y naturalmente dulce, lo que lo convierte en una excelente opción para promover la relajación y mejorar la calidad del sueño.

Enfoque Holístico para el Bienestar Adoptar un enfoque holístico del bienestar beneficia la mente y el cuerpo. El ayuno intermitente trasciende su papel como mero patrón dietético. El ayuno intermitente se convierte en parte de un enfoque holístico para la salud. Esta integración apoya al cuerpo físico y nutre la mente y el espíritu.

Regeneración y Rejuvenecimiento

Nutrir la Mente, el Espíritu y el Cuerpo juntos despliega un nuevo paradigma de salud. Has reconocido la interconexión de todos los aspectos de nuestro ser. Este libro revisa estrategias que nos apoyan de manera integral y completa.

El ayuno intermitente se convierte en algo más que un método para mejorar la salud; evoluciona hacia un estilo de vida que apoya tu bienestar a largo plazo. Con metas realistas y flexibles, un entorno de apoyo, una actitud de aprendizaje continuo y el hábito de celebrar tus éxitos, el equilibrio en la cuerda floja se vuelve más accesible. Este enfoque holístico asegura que el ayuno intermitente no sea solo una fase, sino un estilo de vida sostenible y enriquecedor: todo tu viaje hacia el mantenimiento de la salud y la vitalidad.

Con cuidado holístico:

¡Tus años de mayor edad serán tus mejores años!

10
Camino de por vida de aprendizaje continuo y adaptación
La enseñanza promueve el éxito

La verdadera belleza del ayuno intermitente radica en sus efectos acumulativos: los beneficios se construyen y expanden con el tiempo. Mantener una perspectiva a largo plazo te ayuda a apreciar las formas sutiles pero profundas en que el ayuno mejora tu vida, desde la claridad de pensamiento en una mañana de ayuno hasta la energía que te acompaña durante el día.

El campo del ayuno intermitente y la ciencia de la nutrición, en general, evolucionan constantemente. Mantenerse al tanto de la investigación puede ayudar a refinar tu enfoque de ayuno para obtener mejores resultados y mayor satisfacción.

-Intenta leer nuevos estudios o libros sobre ayuno intermitente y nutrición. Sitios web como PubMed o podcasts enfocados en nutrición son excelentes recursos para obtener información de vanguardia.

-La experimentación es parte del proceso de aprendizaje. Si una nueva investigación sugiere un enfoque de ayuno diferente que podría ofrecer beneficios, pruébalo y monitorea cómo responde tu cuerpo.

-La adaptación también se trata de escuchar a tu cuerpo. Con el aumento de la edad, las necesidades nutricionales, el estado de salud y el estilo de vida pueden cambiar, lo que requiere ajustes en el horario de ayuno o la dieta.

¡Enseñar a otros promueve tu éxito! Abrazar una mentalidad de aprendizaje continuo y disposición para adaptarse asegura que tu enfoque del ayuno intermitente siga siendo efectivo, placentero y alineado con tus necesidades de salud en evolución.

En un mundo donde prevalece la dieta estándar americana (Standard American Diet -S.A.D.), llena de alimentos procesados y comidas rápidas, la necesidad de transmitir conocimientos sobre prácticas de alimentación saludable, incluido el ayuno intermitente, se convierte en más que una misión personal; es una necesidad social. La esperanza de vida está disminuyendo. Incluso con la llamada tecnología moderna, nuestros hijos no son más saludables. Esta sección explora cómo compartir conocimientos y experiencias sobre ayuno intermitente y salud holística puede mejorar la adherencia a estas prácticas y allanar el camino para generaciones vibrantes y felices.

Ayuno vs Comida Rápida – Fasting vs Fast Food

Educando a la Próxima Generación

Los jóvenes en nuestras vidas observan y aprenden de nuestras acciones más que de nuestras palabras. Cuando nos ven elegir alimentos integrales sobre bocadillos procesados, se preguntan por qué. Esta curiosidad abre la puerta a discusiones sobre las desventajas de la S.A .D., enfatizando los beneficios de los alimentos integrales y densos en nutrientes y la práctica del ayuno intermitente. Se trata de mostrarles elecciones saludables y cómo nos hacen sentir más enérgicos, enfocados y equilibrados.

- Iniciar conversaciones sobre por qué ayunamos, la importancia de escuchar a nuestros cuerpos y cómo ciertos alimentos afectan nuestra energía y estado de ánimo puede sembrar la conciencia sobre la alimentación que florecerá a lo largo de sus vidas.

- Involúcralos en la preparación de comidas, permitiéndoles hablar del valor nutricional de varios alimentos y cómo nuestros cuerpos utilizan estos nutrientes.

- Revisar los planes de las Guías Dietéticas 2025 para implementar el sistema de clasificación de alimentos NOVA.

Modelando Elecciones de Estilo de Vida Saludable

Nuestras acciones resuenan en los pasillos de nuestros hogares, estableciendo un estándar para vivir más y mejor. Cuando priorizamos una nutrición equilibrada, ejercicio regular y cuidado personal, no solo mejoramos nuestro bienestar; ofrecemos una demostración en vivo de cómo cuidar nuestra salud y la de quienes amamos. Sí, nuestras acciones hablan más fuerte que nuestras palabras.

Optar por una caminata enérgica o una clase de "silver sneakers" en lugar de una tarde inactiva establece un precedente. Comunica la importancia de la actividad física para mantener la salud, especialmente a medida que envejecemos.

Elegir ayunar o comer de manera diferente, incluso durante eventos familiares y reuniones, refuerza la idea de que vivir de manera saludable no se trata de privación sino de tomar decisiones que honren a nuestros cuerpos. Las familias apreciarán a las mujeres mayores en sus vidas que practican el cuidado personal. El cuidado personal nos permite cuidar nuestros cuerpos para lograr la longevidad vibrante e independiente que merecemos.

Tenemos la oportunidad, especialmente como ancianos en nuestras comunidades, de liderar con el ejemplo y mostrar que vivir más saludable no se trata solo de la cantidad de años sino de la calidad de vida. Al priorizar nuestra salud, compartir nuestro conocimiento y fomentar ambientes que celebren y apoyen el bienestar, también contribuimos a un cambio cultural hacia la atención preventiva holística para quienes amamos.

El conocimiento es poderoso, pero solo cuando es accesible y comprensible. Con información precisa y una visión clara de los beneficios y consideraciones del ayuno intermitente, estás mejor equipado para integrar el ayuno intermitente en tu vida para apoyar tu salud, alinearte con tus objetivos y establecer la base para las generaciones más jóvenes.

El conocimiento es poder solo cuando se aplica. El conocimiento aplicado es verdadera sabiduría.

DEJA QUE LOS DEMÁS SEPAN:
"YO CUIDARÉ DE MÍ,
POR TI,
y
TÚ CUIDARÁS DE TI
POR MÍ!"

11
Preguntas Frecuentes.
¿Quién NO debe usar el ayuno intermitente ?

Las preguntas frecuentes sobre el ayuno intermitente a menudo giran en torno a su efectividad, seguridad, métodos y posibles impactos en varios aspectos de la salud. Sí, hemos abordado lo siguiente en capítulos anteriores de este libro, pero si otros preguntan, aquí está la respuesta básica.

Preguntas Frecuentes

P.F.- ¿Es realmente efectivo el ayuno intermitente para perder peso?

Sí, el ayuno intermitente puede ser efectivo para perder peso. Al restringir el tiempo durante la ventana de alimentación, el ayuno intermitente puede reducir la ingesta de calorías, lo que puede resultar en pérdida de peso con el tiempo. Además, el ayuno intermitente mejora los marcadores de salud metabólica, como la sensibilidad a la insulina y los niveles de lípidos en sangre, lo que puede apoyar aún más los esfuerzos de pérdida de peso.

P.F.- ¿Es seguro el ayuno intermitente?

Para muchas personas, el ayuno intermitente se considera seguro cuando se realiza correctamente. Sin embargo, si tienes problemas de salud subyacentes, haz una cita con tu proveedor de atención médica antes de comenzar un régimen de ayuno intermitente.

P.F.- ¿Cuáles son los diferentes métodos de ayuno intermitente?

Hay varios métodos de ayuno intermitente. Comienza simplemente con el ayuno de 12 horas, luego prueba el método 16/8 (que consiste en ayunar durante 16-17 horas y comer dentro de una ventana de 7-8 horas), el método 5:2 (comer normalmente durante cinco días y reducir la ingesta de calorías en dos días no consecutivos) y el ayuno en días alternos (alternando entre días de ayuno y días sin ayuno). Cada método puede adaptarse a diferentes estilos de vida y preferencias. Los períodos de ayuno extendidos tienen beneficios adicionales, incluidos la autofagia y la formación de células madre.

P.F.- ¿Puedo hacer ejercicio mientras practico el ayuno intermitente?

Sí, en general es seguro hacer ejercicio mientras se practica el ayuno intermitente. Algunas personas encuentran que hacer ejercicio en estado de ayuno puede mejorar la quema de grasa y mejorar la flexibilidad metabólica. Escuchar las señales del cuerpo y ajustar tu rutina de ejercicios es esencial. Si experimentas mareos, debilidad u otros efectos adversos, considera modificar tu horario de ayuno o alimentar tus entrenamientos con una pequeña comida o refrigerio de antemano.

P.F.- ¿El ayuno intermitente afecta mis niveles de energía y productividad?

Muchos informan un aumento en los niveles de energía. Algunos explican que el pensamiento y la memoria mejoran con el ayuno intermitente, especialmente una vez que se acostumbran al horario de ayuno. Sin embargo, las respuestas individuales pueden variar y algunas personas pueden experimentar fatiga temporal o irritabilidad durante el período inicial de ajuste. Mantenerse hidratado, dormir adecuadamente y consumir alimentos ricos en nutrientes durante las ventanas de alimentación puede ayudar a mantener los niveles de energía y productividad.

P.F.- ¿El ayuno intermitente tiene beneficios para la salud más allá de la pérdida de peso?

La ciencia y el personal médico han estudiado el ayuno intermitente y han encontrado varios beneficios para la salud más allá de la pérdida de peso, incluidos la mejora de la salud metabólica, la reducción de la inflamación, la mejora de la función cerebral y el aumento de la longevidad. Algunos estudios sugieren que el ayuno intermitente reduce el riesgo de enfermedades crónicas como problemas autoinmunes, diabetes, enfermedades cardíacas y ciertos tipos de cáncer. Investigaciones recientes han señalado que la producción de nuevas células madre puede ocurrir con el ayuno para mejorar la salud.

P.F.- ¿El ayuno intermitente ayuda a las mujeres permenopáusicas?

¡SÍ! Para las mujeres premenopáusicas, es esencial elegir un método de ayuno intermitente que se alinee con tu estilo de vida y no impacte negativamente en tu ciclo menstrual o equilibrio hormonal. El ayuno 16/8, que implica la técnica de un ayuno de 16 horas y comer dentro de una ventana de 8 horas, es una opción popular y relativamente flexible. Sin embargo, algunas mujeres pueden preferir un enfoque menos restrictivo, como el método 12/12: ayunar durante 12 horas y comer solo en una ventana de 12 horas. Prestar atención a tu cuerpo y ajustar tu horario de ayuno según sea necesario es esencial para asegurar que apoye tu salud y bienestar general.

P.F.- ¿El ayuno intermitente ayuda a las mujeres menopáusicas?
¡SÍ! Los cambios hormonales durante la menopausia pueden afectar el metabolismo y la composición corporal. Las mujeres menopáusicas pueden elegir métodos de ayuno intermitente que apoyen la gestión del peso, la salud metabólica y el bienestar general. Los métodos de ayuno 16/8 o 14/10 pueden ser adecuados, ya que brindan suficiente flexibilidad para adaptarse a las preferencias individuales y necesidades nutricionales, mientras ofrecen beneficios potenciales para la pérdida de peso y la salud metabólica. Sin embargo, es crucial monitorear cómo el ayuno afecta tus niveles de energía, estado de ánimo y equilibrio hormonal durante esta fase de transición.

P.F.- ¿El ayuno intermitente ayuda a las mujeres postmenopáusicas?
¡SÍ! Después de la menopausia, las mujeres pueden centrarse en mantener la salud metabólica, la densidad ósea y la masa muscular. Los métodos de ayuno intermitente que promueven estos objetivos, como el método 16/8 o 5:2 (cinco días de ingesta restringida de calorías con dos días no consecutivos), pueden ser apropiados. Además, las mujeres postmenopáusicas pueden beneficiarse de incorporar ejercicios de entrenamiento de resistencia en su rutina para apoyar la salud ósea y la fuerza muscular. Es esencial priorizar alimentos ricos en nutrientes, la hidratación y una ingesta adecuada de proteínas saludables para apoyar la salud y el bienestar general durante esta etapa de la vida.

P.F.- ¿Puedo ayunar estando embarazada o amamantando?

¡NO! Las mujeres embarazadas y lactantes tienen mayores necesidades nutricionales para apoyar el crecimiento y desarrollo del bebé. El ayuno durante el embarazo o la lactancia priva tanto a la madre como al bebé y puede potencialmente llevar a resultados adversos para la salud.

P.F.- ¿Puedo ayunar con condiciones de salud subyacentes?

¡Quizás! Las personas con condiciones médicas como diabetes, trastornos alimenticios, trastornos gastrointestinales o insuficiencia suprarrenal pueden necesitar evitar el ayuno o modificar su régimen de ayuno bajo supervisión médica. El ayuno puede afectar los niveles de azúcar en sangre, el equilibrio hormonal y la efectividad de los medicamentos, lo que representa riesgos para las personas con estas condiciones. Es crucial consultar con un proveedor de atención médica antes de ayunar si tienes alguna preocupación de salud subyacente.

P.F.- ¿Puedo ayunar con mi trastorno alimenticio?

¡No! El ayuno puede exacerbar la desnutrición y llevar a una mayor pérdida de peso, especialmente en individuos que tienen bajo peso o tienen antecedentes de trastornos alimenticios. Es esencial priorizar una nutrición adecuada y evitar el ayuno si ya tienes un bajo peso corporal o estás luchando con la desnutrición.

P.F.- ¿Pueden los niños ayunar conmigo?

¡No! En general, no se recomienda el ayuno para niños y adolescentes, ya que tienen mayores necesidades de energía y nutrientes para el crecimiento y desarrollo. Restringir la ingesta de alimentos durante estas etapas críticas de crecimiento puede interferir con el desarrollo físico y cognitivo. Los padres deben asegurarse de que los niños y adolescentes tengan comidas y refrigerios regulares para apoyar sus necesidades nutricionales.

P.F.- ¿Puedo ayunar después de mi cirugía?

El ayuno puede no ser recomendable para individuos que se están recuperando de una cirugía o enfermedad, ya que el cuerpo requiere nutrientes y energía adecuados para apoyar la curación y la función inmunológica. Para facilitar la curación y la recuperación, es esencial priorizar alimentos nutritivos y la hidratación durante el período de recuperación. Escuchar a tu cuerpo y priorizar la salud y el bienestar implica una discusión con tu cirujano. Si necesitas aclarar si el ayuno es apropiado, llama a un profesional de la salud para obtener orientación y recomendaciones personalizadas.

P.F.- ¿Quién tuvo el ayuno más largo?

Uno de los casos de ayuno intermitente más largos registrados es el de Angus Barbieri. En 1965, Angus Barbieri, un hombre de Escocia, se sometió a un ayuno prolongado bajo supervisión médica. Ayunó durante 382 días notables, consumiendo solo agua, vitaminas y electrolitos durante el ayuno. Perdió 276 libras. Este caso ganó una atención significativa en la comunidad médica y a menudo se cita como un ejemplo extremo de la capacidad del cuerpo humano para sobrevivir largos períodos sin comida. Sin embargo, es importante notar que tales experiencias de ayuno prolongado son altamente inusuales y no deben intentarse sin supervisión médica.

P.F.- ¿Puede el ayuno intermitente (I.F.) ayudar con mis problemas estomacales? El microbioma intestinal juega un papel vital en la regulación de la función inmunológica y la inflamación. Una dieta alta en fibra de alimentos de origen vegetal apoya un microbioma intestinal saludable al promover el crecimiento de bacterias beneficiosas. Un intestino equilibrado y descansado puede ayudar a modular la respuesta inmunológica y aliviar los síntomas.

P.F.- ¿Puedo revertir mi enfermedad con mi dieta? El trabajo de la Dra. Brooke Goldner sobre la reversión de enfermedades autoinmunes a través de la nutrición enfatiza el profundo impacto de una alimentación saludable en las condiciones autoinmunes. Ella ha documentado la reversión de muchos problemas de salud de sus pacientes. La Dra. Goldner es una médica certificada que trató su enfermedad autoinmune, lupus, con nutrición. Ella es la fundadora de Goodbye lupus.com Goodbye Lupus.

Nutrición Basada en Plantas:

La Dra. Goldner aboga por una dieta basada en alimentos integrales y de origen vegetal. Considera una dieta rica en frutas, verduras, granos, legumbres, nueces y semillas. Este tipo de dieta es abundante en minerales, antioxidantes, vitaminas y fitonutrientes, que pueden ayudar a reducir la inflamación y apoyar la función inmunológica. Al centrarse en alimentos de origen vegetal, las personas pueden experimentar mejoras en los síntomas autoinmunes y en la salud general.

Fui diagnosticada con artritis reumatoide y más tarde con la enfermedad autoinmune esclerodermia en el año 2015. Me sentí aliviada con el diagnóstico, lo que significaba que no estaba loca. Visité muchos doctores a lo largo de los años, tratando de encontrar alivio para mis dolores y molestias. Me recetaron muchos medicamentos diferentes, incluidos antidepresivos y pastillas para la ansiedad. Los doctores pensaban que mis dolencias debían estar en mi cabeza.

La respuesta a la última pregunta frecuente es ¡sí! Cuando cambié mi dieta a una dieta basada en plantas, todos mis síntomas de esclerodermia desaparecieron.

12
Aprovechando la Tecnología y el Equipo

Las Mejores Aplicaciones para el Seguimiento Rápido y el Apoyo en el Hogar

Imagina que estás de excursión y te desorientas perdiendo la dirección. El cielo está nublado y no puedes ver el sol. Tu teléfono celular no tiene señal, pero en tu mochila tienes una brújula. Recordando
las Girl Scouts o esa película donde aprendiste a usar una brújula
simple, sabes que esta herramienta te llevará de nuevo en la dirección
correcta.

Puedes ver la tecnología como un enemigo o como un valioso aliado para personalizar tu plan de ayuno. Ahora hay dispositivos portátiles que rastrean tu actividad y sueño, así como aplicaciones que monitorean tus ventanas de ayuno y tu ingesta nutricional. La tecnología ofrece conocimientos y recordatorios que pueden facilitar tu estrategia de ayuno:

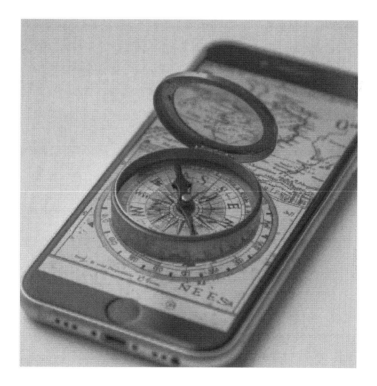

Rastreadores de actividad: Estos pueden ayudarte a entender cómo el ayuno afecta la actividad física y viceversa. Podrías notar que eres más activo en los días de ayuno, lo que podría influir en cómo estructuras tus ventanas de alimentación.

Monitores de sueño: Dado que el ayuno puede afectar la calidad del sueño, usar un dispositivo para rastrear los patrones de sueño puede ser revelador. Podrías descubrir que comer más temprano en la noche mejora tu sueño, sugiriendo ajustar tu ventana de alimentación.

Aplicaciones de ayuno: Muchas aplicaciones rastrean tus ventanas de ayuno y ofrecen recordatorios y apoyo motivacional. Pueden ser una excelente manera de mantener la consistencia y hacer ajustes informados con el tiempo.

Beneficios del uso de aplicaciones de seguimiento

-Se recomienda la consistencia para cosechar los beneficios del ayuno intermitente, y aquí es donde las aplicaciones de seguimiento brillan. Te mantienen responsable, recordándote los tiempos de inicio y fin de tu ayuno y alentándote a mantener el rumbo. Además, al registrar tu ingesta de alimentos, obtienes información sobre tus hábitos y antojos, ayudándote a tomar decisiones más conscientes. Los rastreadores de progreso visual sirven como un impulso motivacional, mostrando cuánto has avanzado en tu viaje de ayuno.

-Hay varias formas de registrar tus horas de ayuno, ingesta nutricional, niveles de energía y cambios físicos o emocionales. Durante tu viaje de salud, se te anima a identificar patrones o cambios que podrían indicar la necesidad de ajustes en tu plan de ayuno usando el calendario o la herramienta más accesible. ¡Sí, puedes usar un diario o un calendario! Está bien llevar un calendario impreso para anotar tu ventana de alimentación, ingesta de agua, ejercicio, estado de ánimo o sueño.

-Aprovechar la tecnología proporcionará recordatorios beneficiosos que son parte de tu régimen de salud. Recuerda, el objetivo es adaptar el ayuno intermitente a tu vida y hacerlo una práctica cómoda y sostenible que crezca y cambie contigo. La mejor herramienta es la que usarás de manera constante.

Plan para celebrar el éxito al menos diariamente para mantener la motivación

12.1 Aplicaciones populares para rastrear tu ayuno

El mercado digital ofrece muchas aplicaciones diseñadas para apoyar los esfuerzos de ayuno intermitente. Cada aplicación tiene herramientas únicas, desde temporizadores de ayuno simples hasta plataformas integrales que rastrean todo, desde la hidratación hasta los patrones de sueño. Considera diferentes aplicaciones como Zero. Busca una interfaz fácil de usar y flexibilidad en el monitoreo de múltiples tipos de ayuno. Otra mención notable es Fastic, que rastrea tus ventanas de ayuno y te educa sobre la ciencia del ayuno con lecciones pequeñas.

"BodyFast" y "FastEasy" son aplicaciones con muchos recordatorios para iniciar y finalizar el ayuno, registrar tu ingesta de líquidos o hacer ese ejercicio de 7 minutos a primera hora de la mañana. Muchas aplicaciones de ayuno ofrecen integración con otras plataformas de salud y fitness. Imagina sincronizar tu aplicación de ayuno con tu rastreador de actividad física para ver cómo tu horario de ayuno impacta tu actividad física o cómo la calidad de tu sueño afecta tu éxito en el ayuno. Estos datos interconectados proporcionan una imagen más completa de tu salud, permitiendo ajustes más informados en tus rutinas de ayuno y fitness.

Características de personalización para una experiencia mejorada

La belleza de estas aplicaciones radica en su capacidad para adaptar la experiencia de ayuno a tus necesidades. Una vez a la semana, puedes establecer metas personales de ayuno, ya sea un ayuno diario de 16:8 o de 24 horas, y recibir recomendaciones basadas en tu progreso y retroalimentación. Algunas aplicaciones incluso ofrecen información personalizada, analizando tus datos para sugerir el horario de ayuno óptimo para tu estilo de vida y objetivos de salud.

12.2 Recursos para cada persona que practica el ayuno intermitente

Navegar por el ayuno intermitente es como aprender un nuevo idioma. Al principio, parece desalentador, lleno de términos y conceptos desconocidos. Pero con los recursos adecuados, lo que una vez fue un idioma extranjero se vuelve familiar, incluso una segunda naturaleza.

Aquí está el CÓMO:

Guías completas y estudios científicos

Por qué: Comprender el "por qué" detrás del ayuno profundiza tu compromiso y te ayuda a navegar los desafíos con confianza.

Qué: Busca libros que expliquen la ciencia detrás del ayuno y te guíen sobre cómo integrarlo en tu vida. Títulos como "The Complete Guide to Fasting" del Dr. Jason Fung ofrecen información sobre los beneficios y metodologías del ayuno, respaldados por evidencia científica y consejos prácticos.

Dónde: Tu biblioteca local, librerías y minoristas en línea son buenos lugares para comenzar. Ten en cuenta las bases de datos académicas y las revistas disponibles a través de las bibliotecas universitarias para esos estudios revisados por pares.

Cuándo: Construye una sólida base de conocimientos al principio de tu experiencia de ayuno. Refresca tu comprensión a medida que progresas, alineando nuevos conocimientos con tu práctica en evolución.

Guías nutricionales para una salud óptima

Por qué: Balancear tu dieta durante las ventanas de alimentación maximiza los beneficios del ayuno, asegurando que tu cuerpo obtenga los nutrientes que necesita para prosperar.

Qué: Busca guías nutricionales que se centren en alimentos integrales, ofreciendo planes de comidas y recetas que complementen tu horario de ayuno. Los recursos que profundizan en la cetogénesis pueden ser particularmente esclarecedores, revelando cómo tu cuerpo procesa diferentes alimentos durante los estados de ayuno y alimentación.

Dónde: Tiendas de alimentos saludables o foros en línea dedicados al bienestar, como los podcasts del Dr. Mark Hyman y las sesiones de preguntas y respuestas semanales gratuitas sobre salud y nutrición de la Dra. Brooke Goldner en grupos de Facebook. El Dr. Jason Fung, un especialista en riñones, ha investigado extensamente el ayuno intermitente. Puedes encontrarlos fácilmente en YouTube e Instagram, que son excelentes fuentes de aprendizaje nutricional.

Cuándo: Una vez que te sientas cómodo con tu horario de ayuno y estés listo para afinar tus elecciones dietéticas para una salud óptima.

Historias de éxito y herramientas motivacionales

Por qué: Escuchar cómo otros han transformado sus vidas a través del ayuno intermitente puede ser increíblemente motivador, ofreciendo consejos prácticos y apoyo emocional.

Qué: Busca libros y artículos que presenten una diversa gama de historias de éxito para ver los amplios beneficios del ayuno. Leer sobre el viaje de alguien desde el escepticismo hasta el éxito puede encender tu motivación y ofrecer nuevas perspectivas sobre los desafíos. Muchos documentales de salud son atractivos para una noche de cine.

Dónde: Las comunidades en línea, foros, blogs y sitios web de bienestar a menudo presentan historias personales. Las librerías y bibliotecas pueden tener compilaciones de historias de éxito. Los grupos de Facebook y los foros de Reddit dedicados al ayuno intermitente son abundantes. Estas plataformas ofrecen una mezcla de historias personales, consejos e incluso desafíos de ayuno virtuales.

Cuándo: Siempre que necesites un impulso motivacional o sientas que tu compromiso está disminuyendo. Estas historias te recuerdan los cambios poderosos que el ayuno puede traer y que la perseverancia da sus frutos.

Foros en línea y sitios web

Por qué: La sabiduría colectiva de una comunidad puede ser un salvavidas, ofreciendo consejos en tiempo real, empatía y experiencias diversas.

Qué: Involúcrate con plataformas en línea que fomenten comunidades de apoyo en torno al ayuno intermitente. Sitios web como el foro de Reddit r/intermittentfasting o el foro de la dieta rápida proporcionan espacios para hacer preguntas, compartir experiencias y conectarse con otros ayunadores de todo el mundo.

Dónde: Comienza con una simple búsqueda en línea de foros o comunidades de ayuno intermitente. Busca plataformas con moderación activa y un tono positivo y de apoyo. Muchas aplicaciones de ayuno intermitente incluyen características comunitarias, permitiéndote conectar con otros en el mismo viaje. Estas comunidades basadas en aplicaciones pueden ser una fuente de estímulo diario.

Cuándo: ¡En cualquier momento! Ya sea buscando respuestas a preguntas específicas o queriendo conectar con otros en el mismo camino, estos foros están disponibles las 24 horas del día, los 7 días de la semana.

Algunos culpan a la tecnología por contribuir a estilos de vida sedentarios. Es refrescante verla desempeñando un papel de apoyo en la mejora de nuestra salud. A través de aplicaciones y dispositivos portátiles, la tecnología nos empodera para tomar el control de nuestro viaje de ayuno, ofreciendo la orientación, las ideas y el estímulo necesarios para navegar el camino hacia una mejor salud.

Las redes sociales tienen sus trampas, pero enfocarse y dar "me gusta" a lo que te beneficia puede ayudar a encontrar una comunidad de ideas afines. A medida que aprovechamos estas herramientas electrónicas o digitales, no estamos simplemente caminando sin rumbo, sino navegando con una brújula que nos señala hacia nuestros objetivos de salud y bienestar con mayor precisión y conocimiento.

12.3 Fortaleciendo tu apoyo en el hogar

Imagina entrar en una sala llena de personas que comparten un interés común. A primera vista, podría parecer solo otra reunión, pero a medida que se desarrollan las conversaciones, te das cuenta de que estás rodeado de aliados. La comodidad es el poder de la comunidad, que se basa en esfuerzos individuales y los transforma en logros colectivos. Construir una red de apoyo no solo es útil; es un paso vital para el éxito. Desde la familia y amigos hasta las comunidades en línea y los compañeros de responsabilidad, cada interacción añade una capa de apoyo, haciendo que tu compromiso con el ayuno sea agradable y sostenible.

Involucrar a amigos y familiares en tu viaje

Incluir a tu círculo cercano en tu plan de ayuno puede convertir las comidas rutinarias en oportunidades para la conexión y el apoyo. Aquí tienes cómo:

-**Conversaciones en la cena:** Usa los momentos de las comidas para hablar sobre los beneficios que estás experimentando con el ayuno intermitente. Comparte cómo te hace sentir, las mejoras que has notado y por qué es importante. Estas discusiones pueden abrir puertas a una comprensión y apoyo más profundos.

-**Cocinar juntos:** Invita a amigos o miembros de la familia a preparar una comida casera amigable con el ayuno. Cocinar juntos es una manera práctica de demostrar que comer bien puede ser delicioso y satisfactorio, y sienta las bases para conversaciones significativas sobre salud y bienestar.

-Momentos educativos: A veces, un poco de conocimiento puede hacer mucho. Comparte artículos, videos o libros que hayan influido en tu decisión de ayunar. Cuando tus seres queridos entienden la ciencia y los beneficios detrás de tu elección, el apoyo a menudo sigue.

-Socios de responsabilidad: Un socio de responsabilidad puede ser el ancla que te mantiene firme en los días en que la motivación disminuye. Establece estas relaciones beneficiosas.

-Elige sabiamente: Elige a alguien que entienda tus objetivos y realmente quiera que tengas éxito. Estas personas también podrían ser amigos de ayuno o alguien comprometido con su viaje de salud.

-Establece expectativas claras: Consideren cómo se apoyarán mutuamente. ¿Pueden registrarse a diario? Comparte tus éxitos y contratiempos. Define cómo se verá la responsabilidad para ambos.

-Celebra juntos: Reconoce los logros del otro. Celebrar hitos, por pequeños que sean, puede aumentar la motivación y fortalecer su conexión.

Aprovechando eventos comunitarios y desafíos

Participar en eventos y desafíos puede revitalizar tu práctica de ayuno. Aquí te explicamos por qué vale la pena considerarlos:

Días de ayuno en grupo: Algunas comunidades organizan días en los que los miembros ayunan juntos. Saber que otros están ayunando contigo puede hacer que la experiencia se sienta menos solitaria.

Seminarios de salud y bienestar: Asistir a eventos sobre nutrición, salud y bienestar puede ampliar tu comprensión y presentarte a personas de ideas afines.

Formando redes de apoyo

Crear o unirse a una comunidad de ayuno fomenta un sentido de pertenencia. Revisa cómo cultivar estas redes.

Inicia un nuevo grupo: Si los grupos existentes no satisfacen tus necesidades, considera iniciar uno propio. Utiliza las redes sociales o los tablones de anuncios comunitarios para invitar a otros a unirse.

Reúnete regularmente: Las reuniones regulares, ya sea en línea o en persona, pueden mantener el impulso. Comparte experiencias, relaten los desafíos y explora temas relacionados con el ayuno y la salud.

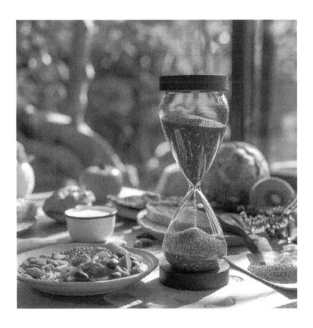

13

Mantener el ritmo con el progreso y la investigación:

Revisar, Analizar y Practicar

Hasta ahora, este libro ha presentado sabiduría y una gran cantidad de investigación científica. Este capítulo presenta nuevos hallazgos y cómo mantenerse actualizado con el campo dinámico de la investigación sobre el ayuno intermitente. Ofrece consejos prácticos sobre cómo mantenerse informado y aplicar este conocimiento a tu vida.

13.1 Revisar los hallazgos emergentes y sus implicaciones

En los últimos años, el microscopio se ha centrado en el ayuno intermitente, revelando su potencial para hacer más que ayudar en el control de peso. Los estudios señalan su papel en la reparación celular y la longevidad, ofreciendo esperanza a quienes buscan agregar años a su vida y vida a sus años. Por ejemplo, la investigación indica que el ayuno intermitente puede mejorar la autofagia. La forma en que el cuerpo limpia las células dañadas permite la regeneración de células nuevas y más saludables. La autofagia, el proceso de reciclar y eliminar componentes dañados, es vital para las mujeres mayores de 50 años ya que influye en varios aspectos de la salud.

Este proceso es crucial a medida que envejecemos, ya que puede ralentizar la aparición de enfermedades relacionadas con la edad y mejorar la salud en general.

- **Renovación celular:** La autofagia ayuda a eliminar orgánulos y proteínas disfuncionales, promoviendo el rejuvenecimiento celular crucial para combatir el declive relacionado con la edad.

- **Reducción del riesgo de enfermedades:** La autofagia mejorada puede mitigar el riesgo de enfermedades relacionadas con la edad, como trastornos neurodegenerativos, problemas cardiovasculares y cáncer.

- **Salud metabólica:** La autofagia apoya el equilibrio metabólico regulando la energía celular y la homeostasis de nutrientes, lo que puede ayudar en el control de peso y la sensibilidad a la insulina.

- **Longevidad:** El ayuno intermitente puede estimular la autofagia y promover la longevidad mejorando los mecanismos
de reparación celular y reduciendo el estrés oxidativo.

- **Rejuvenecimiento de células madre:** La investigación indica que el ayuno prolongado, de más de 48 horas, puede activar vías que mejoran la resistencia celular a toxinas y estrés,
facilitando así el rejuvenecimiento de células madre. Además,
un ayuno de 24 horas puede revertir los declives relacionados
con la edad en la función de las células madre, aumentando
su capacidad regenerativa.

Pero, ¿cómo se traduce esto a la vida cotidiana? Considera el simple
acto de extender tu ventana de ayuno nocturno. Hacerlo podría darle
a tus células el tiempo extra que necesitan para llevar a cabo este vital
proceso de limpieza, similar a proporcionar más horas a un conserje
para limpiar a fondo un edificio. ¿El resultado? Un cuerpo que opera
de manera más eficiente y, potencialmente, una vida más larga y saludable.

13.2 Saber cómo analizar nuevas investigaciones

Sin embargo, no todas las investigaciones son iguales. Desarrollar un
ojo crítico es esencial para separar el trigo de la paja. Busca estudios
revisados por pares realizados durante un período sustancial, con muchos participantes, particularmente aquellos que incluyeron mujeres.
Desconfía de los titulares sensacionalistas que prometen resultados
milagrosos sin los datos que los respalden. Recuerda, el verdadero
descubrimiento científico es un proceso lento y riguroso, a menudo
sin el dramatismo de las noticias de portada.

Una habilidad invaluable es aprender a leer más allá del resumen de un estudio. Muchos hallazgos son matizados, con resultados que pueden ser más complejos de lo que parecen. Por ejemplo, un estudio puede mostrar resultados prometedores en la reparación celular durante el ayuno, pero solo bajo condiciones específicas o en un demográfico particular. Entender estas sutilezas puede ayudarte a aplicar mejor los hallazgos a tu práctica de ayuno. ¿Quién está patrocinando el estudio? ¿Tienen los patrocinadores un motivo monetario ulterior?

En una era donde la información es abundante, evaluar críticamente su credibilidad es primordial. Aplica estos filtros para garantizar la fiabilidad de la información que consumes:

- **Verifica la fuente:** La información de instituciones reputadas o publicada en revistas revisadas por pares tiene más peso que los blogs personales o informes anecdóticos.

- **Experiencia del autor:** Busca artículos o estudios escritos por profesionales con credenciales reconocidas en nutrición, salud o un campo relacionado.

- **Referencias cruzadas:** Verifica la información comprobando si múltiples fuentes creíbles informan hallazgos similares.

- **Fecha de publicación:** Dada la rapidez con la que avanza la nueva investigación, prioriza la información de los últimos cinco años para garantizar su relevancia.

El futuro de la investigación sobre ayuno y envejecimiento

La frontera de la investigación sobre el ayuno intermitente es vasta y prometedora. Los científicos están profundizando en sus efectos sobre el cerebro envejecido, explorando cómo el ayuno podría combatir el deterioro cognitivo. Otros están investigando el impacto del ayuno en el microbioma y cómo los cambios en las bacterias intestinales pueden influir en la salud y la longevidad en general.

Los investigadores encuentran que el ayuno impacta el microbioma promoviendo un cambio en la composición de las bacterias intestinales. Cuidar el microbioma lleva a un aumento de la diversidad microbiana y un entorno favorable para los microbios beneficiosos. Estos cambios pueden influir positivamente en la salud general y la longevidad al mejorar la función inmunológica, reducir la inflamación y mejorar la salud metabólica.

Si bien estas áreas de investigación aún están en su infancia, pueden alterar significativamente nuestro enfoque del envejecimiento y el bienestar. Imagina un futuro donde los protocolos de ayuno sean personalizados según marcadores genéticos, donde tu plan de ayuno intermitente sea tan único como tu ADN. La investigación genética y del ADN no es ciencia ficción del futuro, sino una posibilidad real. A medida que miramos hacia adelante, está claro que la intersección de la investigación sobre el ayuno intermitente y el envejecimiento seguirá siendo un terreno fértil para el descubrimiento.

Mantenerse informado sobre los últimos desarrollos en la investigación sobre ayuno intermitente y envejecimiento puede empoderarte para tomar decisiones informadas sobre tu salud. Te permite afinar tu enfoque, asegurando que tu práctica de ayuno evolucione en línea con el progreso científico. A medida que se desarrolle la investigación, ofrece una hoja de ruta para navegar el viaje hacia una vida más saludable y vibrante.

Interactuando con la comunidad científica

Para un enfoque más interactivo de mantenerse informado, considera sumergirte en oportunidades que permitan un compromiso directo con la comunidad de investigación sobre el ayuno:

- **Conferencias:** Las conferencias anuales de salud y nutrición a menudo presentan sesiones sobre ayuno intermitente, donde los principales investigadores comparten sus últimos hallazgos.

- **Webinars:** Muchas universidades y organizaciones de salud organizan webinars sobre nutrición y ayuno. Estos eventos en línea a menudo son gratuitos y permiten preguntas en tiempo real.

- **Comunidades en línea:** Unirse a grupos en plataformas como LinkedIn o Facebook que se centran en la investigación sobre el ayuno puede proporcionar acceso a discusiones, recomendaciones de estudios y oportunidades de compartir con profesionales en el campo.

- **Foros:** La participación activa en estos foros te mantiene a la vanguardia de los desarrollos en el ayuno intermitente. Enriquece tu comprensión a través del diálogo y el debate.

El papel de la experimentación personal

Si bien mantenerse informado sobre la investigación más reciente es crucial, aplicarla a tu vida es la verdadera prueba de cualquier idea relacionada con el ayuno.

- **Pequeños ajustes:** Comienza con pequeños cambios en tu horario de ayuno o dieta basados en hallazgos recientes que te interesen.

- **Monitorea los cambios:** Lleva un diario detallado de cualquier cambio físico, mental o emocional que experimentes debido a estos ajustes.

- **Sé paciente:** Da tiempo suficiente para evaluar el impacto de cualquier cambio. Algunos efectos pueden tardar semanas o incluso meses en ser evidentes.

- **Busca información profesional:** Las consultas regulares con un proveedor de atención médica pueden ayudar a interpretar tus observaciones y sugerir ajustes adicionales.

Este enfoque práctico personaliza tu experiencia de ayuno y profundiza tu comprensión de cómo las prácticas específicas influyen en tu salud.

Un final más simple

En esta sección, hemos trazado una ruta a través del dinámico panorama de la investigación sobre el ayuno intermitente, destacando la importancia de mantenerse informado y evaluar críticamente la nueva información.

Al aprovechar varios recursos, interactuar con la comunidad científica y aplicar un ojo crítico para evaluar la credibilidad de la información, mejoras tu capacidad para tomar decisiones informadas sobre tu práctica de ayuno. Además, integrar la experimentación personal en este proceso permite un enfoque profundamente personalizado que respeta tu viaje de salud único. A medida que transicionamos de explorar el vasto océano de la investigación, recuerda que la brújula precisa que guía tu camino es tu experiencia, informada por la ciencia y refinada a través de la práctica.

Integrando nuevos conocimientos en la práctica

Mantenerse al tanto de la investigación más reciente puede inspirar ajustes a tu rutina de ayuno. Tal vez un nuevo estudio sugiera que el momento de tu ventana de alimentación puede impactar tu tasa metabólica más significativamente de lo que se pensaba anteriormente. Con este conocimiento, podrías experimentar con cambiar tu ventana de alimentación más temprano o más tarde en el día, observando cómo responde tu cuerpo. Esta disposición para ajustar y adaptarse, guiada por la ciencia más reciente, puede mantener tu práctica de ayuno intermitente efectiva y atractiva.

14
Listos, preparados, ¡ya!

Para comenzar y mantener el éxito.

¡Imagínate esto! Estás de pie al borde de un lago sereno al amanecer, viendo salir el sol. Esta imagen captura la esencia de comenzar el día prestando atención a las necesidades de tu cuerpo.

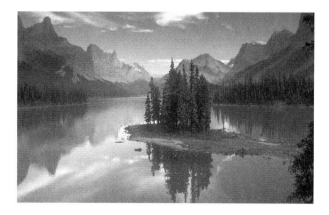

Consejos para comenzar y mantener el ayuno intermitente

Embarcarse en el ayuno intermitente a menudo trae una mezcla de emoción e incertidumbre. ¿Cómo pasas del interés a la acción y luego mantienes ese impulso? Aquí tienes una combinación de sabiduría de aquellos que han recorrido este camino con éxito y conocimientos sobre cómo integrar el ayuno en tu vida con facilidad y sostenibilidad.

Consejos para comenzar

Elegir una ventana de ayuno adecuada: Comienza considerando tu rutina diaria. ¿Cuándo sientes más hambre? ¿Cuándo estás normalmente ocupado y es menos probable que pienses en comida? Alinear tu ventana de ayuno con tus ritmos naturales puede hacer que el proceso se sienta más intuitivo.

Adaptarse gradualmente al ayuno: ¿Por qué no comenzar desde lo superficial en lugar de sumergirse en lo profundo? Empieza con un período de ayuno más corto y extiéndelo progresivamente. Este enfoque reduce la sobrecarga y permite que tu cuerpo se ajuste.

Construyendo una rutina sostenible

Alinear con tu estilo de vida: Tu horario de ayuno debe ajustarse a tu vida, no al revés. Si el desayuno es una comida familiar innegociable, considera una ventana de alimentación que acomode esto. El objetivo es la integración, no la interrupción.

Establecer expectativas realistas: Entiende que el progreso puede ser lento. Celebra las pequeñas victorias, como rechazar un refrigerio nocturno o completar tu primer ayuno de 16 horas, para construir confianza.

Superar la tentación de abandonar

Encontrar tu 'Por qué': Recuerda POR QUÉ comenzaste a ayunar. ¿Es para sentirte más enérgico, controlar tu peso o desafiarte a ti mismo? ¿Estás cansado de los sofocos y de gestionar ciclos menstruales inestables? ¿Quieres vivir más tiempo con vitalidad y energía? Cuando la motivación decaiga, este recordatorio puede reavivar tu determinación.

Celebrar el progreso: Lleva un diario de ayuno o usa una aplicación para seguir tu progreso. Visualizar tus días de ayuno y las mejoras en tu estado de ánimo, y revisar tus notas sobre los cambios físicos puede aumentar tu determinación para continuar.

Aprovechar la tecnología para el apoyo

Utilizar aplicaciones de ayuno: Aplicaciones como Zero o Fastic ofrecen seguimiento, recordatorios y recursos educativos. Son como tener un entrenador de ayuno en tu bolsillo, ofreciéndote aliento e información.

Conectarse con comunidades: Los foros en línea y los grupos en redes sociales también brindan una plataforma para compartir experiencias, hacer preguntas y recibir apoyo. Saber que otros están en un camino similar puede ser increíblemente motivador.

Trampas comunes y cómo evitarlas

Ser demasiado restrictivo: El ayuno se trata de cuándo comes, no de privarte. Asegúrate de que tu ventana de alimentación esté llena de comidas nutritivas y satisfactorias. Este equilibrio ayuda a prevenir sentimientos de privación y atracones.

Ignorar las señales de hambre: Aprende a diferenciar entre el hambre, el aburrimiento y la alimentación emocional. Podría ser el momento de reevaluar tu horario de ayuno si tienes hambre genuina fuera de tu ventana de alimentación.

Reflexiones desde la primera línea del ayuno

Comenzar y mantener el ayuno intermitente es como aprender un nuevo baile. Al principio, los pasos pueden sentirse torpes y el ritmo puede ser desconocido. Pero con práctica, orientación y una comunidad de apoyo, encontrarás tu flujo. Recuerda, el ayuno intermitente no se trata de perfección. Se trata de tomar decisiones informadas y conscientes que mejoren tu salud y bienestar, especialmente mientras navegas los cambios que vienen con ser mayor de 50. Ya sea que estés lanzando piedras al lago o trazando un curso a través de aguas inexploradas, sabe que el ayuno intermitente ofrece un camino hacia el empoderamiento, la vitalidad y una conexión más profunda con las necesidades de tu cuerpo.

14.2 Es tu responsabilidad cuidarte

Navegar por el camino del ayuno intermitente puede a veces sentirse como conducir un coche en medio de una tormenta de nieve.

Deslizarte por las curvas de la duda y las ráfagas de tentación pueden desviarte, pero recuerda, tú estás al volante. Cuando los vientos se ponen rudos, es una prueba de tu determinación, un desafío para refinar tu enfoque del ayuno, haciéndolo más resistente y adaptado a tus necesidades.

Aliento para la perseverancia: Es natural encontrar momentos en los que tu confianza vacile o los resultados no justifiquen el esfuerzo. Cada desafío es una oportunidad para aprender más sobre tu cuerpo y ajustar tu práctica de ayuno. Si te encuentras tropezando, tómate un momento para reflexionar. ¿Qué llevó al contratiempo? ¿Fue una reunión social, el estrés o un cambio en tu rutina? Entender la causa raíz te permite desarrollar estrategias para navegar situaciones similares en el futuro. Recuerda, la resiliencia se construye superando obstáculos, no evitándolos.

El ayuno es más que una elección dietética: Es un testimonio de tu compromiso con el mejoramiento de la salud. Requiere que seas consciente de las señales de tu cuerpo, comas con intención durante tus ventanas de alimentación y te mantengas dedicado incluso cuando el progreso parezca lento. Esta atención fomenta una conexión más profunda con tu cuerpo, empoderándote para tomar decisiones que se alineen con tu bienestar.

El ayuno promueve el autoempoderamiento: Integrar el ayuno intermitente en tu vida es un acto de autocuidado que va más allá de los beneficios nutricionales. Se trata de establecer una meta que te desafíe a salir de tu zona de confort y encontrar tu fortaleza. Cada ventana de ayuno es un recordatorio de que tienes el poder de moldear tus resultados de salud. Este empoderamiento se extiende a otras áreas de tu vida, aumentando tu confianza y capacidad para enfrentar desafíos de salud, trabajo o crecimiento personal.

Cuidarte a ti mismo también significa reconocer cuándo ser flexible: Algunos días, el ayuno puede no ir según lo planeado, y eso está bien. Lo importante es que estás haciendo un esfuerzo consciente para priorizar tu salud. Sé amable contigo mismo en momentos de dificultad y celebra tus éxitos, sin importar lo pequeños que sean. ¿Lograste pasar un día estresante sin romper tu ayuno antes de tiempo, o tal vez elegiste una comida saludable en lugar de comida rápida durante tu ventana de alimentación? Estas victorias son hitos significativos en tu camino hacia el bienestar.

A medida que continúas navegando por las aguas del ayuno intermitente, recuerda que el viaje es tan importante como el destino. Las lecciones aprendidas, los hábitos formados y el sentido de logro que obtienes son invaluables. Contribuyen a una base de salud y autoconciencia que apoya una longevidad vibrante y mejorada.

Recuerda que cuidarte a través del ayuno intermitente es un proceso continuo que evoluciona contigo. Se trata de escuchar a tu cuerpo, aprender de los desafíos y celebrar el viaje. A medida que pasas la página al siguiente capítulo en tu experiencia de ayuno, lleva contigo el conocimiento de que puedes crear un cambio positivo en tu vida, una ventana de ayuno a la vez.

Beneficios para la salud más allá de la pérdida de peso

La narrativa en torno al ayuno intermitente a menudo se enfoca fuertemente en la pérdida de peso, pero sus ventajas se extienden mucho más allá de la salud general. Mejora la sensibilidad a la insulina, la salud cerebral, alivia los síntomas de la menopausia y mejora la longevidad. **¡Ahora tienes tu 'POR QUÉ'!**

(READY SET GO, FAST!)

LISTOS, PREPARADOS, ¡YA!

15
Conclusión

En la conclusión de nuestra exploración del ayuno intermitente, las mujeres han obtenido conocimientos invaluables sobre cómo optimizar la salud y el bienestar. Este conocimiento transforma su enfoque hacia la nutrición, el estilo de vida y la gestión de la salud en general.

La mayoría de las mujeres ya tienen sus recetas favoritas. Ahora, están equipadas con el conocimiento de cómo hacer esas recetas utilizando ingredientes saludables o sustituciones. Prestarán atención a la lista de la docena sucia.

Las mujeres que se quejaban de haber probado todas las dietas pero no podían mantener el peso ahora saben que no era su culpa. Sus hormonas y microbioma crean estragos en el cuerpo.

Las mujeres que sufren de insomnio ahora prestarán atención a su ritmo circadiano. Tomarán nota de los E.M.F. en el dormitorio y se asegurarán de recibir algo de sol por la mañana.

Las mujeres que bebían agua embotellada considerarán cómo los nanoplásticos perturbaron sus hormonas. Serán conscientes de obtener suficiente agua y de revisar el color de su orina.

Las mujeres preocupadas por la pérdida ósea saben cómo remediar sus déficits nutricionales. Aprecian cómo el movimiento y el fortalecimiento mejorarán el equilibrio y el bienestar mental.

Navegando por las páginas de este libro, hemos viajado juntas a través de las complejidades del A.I., especialmente adaptado para nosotras, las mujeres vibrantes de más de 50 años. Estamos navegando por las turbulentas aguas de la menopausia y buscando un faro de salud y bienestar. Nuestra exploración ha iluminado los efectos notables del I.F. en la gestión de los síntomas de la menopausia, la regulación del peso y la mejora de la salud en general para una vida marcada por la vitalidad y la longevidad.

Las conclusiones clave de nuestro viaje subrayan la importancia de crear un plan de ayuno intermitente personalizado que resuene con los ritmos y necesidades únicos de tu cuerpo. Hemos profundizado en la integración de una dieta limpia, basada en plantas y superalimentos. El papel fundamental de alinear nuestros ritmos circadianos naturales y abrazar el ejercicio, no solo como rutinas sino como pilares de un enfoque holístico hacia la salud. Nuestro crecimiento y sabiduría aumentada trascienden la báscula del baño, evolucionando nuestro bienestar mental, físico y emocional.

Hemos descubierto que el ayuno intermitente ofrece una estrategia natural y rentable para aliviar los innumerables síntomas de la menopausia, reforzar la salud metabólica, vigorizar nuestros niveles de energía y optimizar nuestra salud para una vida llena de entusiasmo y alegría.

Ahora, te extiendo una invitación sincera para dar esos pasos cruciales en tu viaje de ayuno intermitente. Aborda este camino con confianza y determinación. Ahora tienes la información para crear y lograr tus objetivos de salud. ¿Recuerdas a esa niña, tu yo pasado, que tenía miedo e inseguridad? Invítala a tomar una taza de té de hierbas. Cuéntale tus metas futuras de autocuidado. Juntas, celebren tu envejecimiento saludable y empoderamiento.

Recuerda, no estás sola en este viaje. El valor de una comunidad de apoyo, ya sea en foros en línea, una familia querida o amigos inquebrantables, no puede ser subestimado. Tal camaradería ofrece aliento, una plataforma para compartir experiencias y una motivación continua para perseverar.

Por favor, mantente al tanto del panorama evolutivo de la investigación sobre el ayuno intermitente. Sé abierta a ajustar tus prácticas de ayuno a medida que avanzas por las diferentes etapas de la vida, siempre priorizando tu salud y bienestar. Consultas regulares con profesionales de la salud aseguran que tu viaje de ayuno sea seguro y efectivo.

Permíteme compartir un fragmento de mi propia historia.

Mi viaje con el ayuno intermitente tuvo su parte de desafíos. Reestructurar las dudas iniciales, las rutinas y las ventanas de alimentación, incluyendo ajustar mi rutina para que encajara en mi estilo de vida, tomó algo de tiempo. Después de cuatro meses de mis nuevos hábitos alimenticios fieles, le pedí al doctor que revisara todas mis análisis de laboratorio para marcadores autoinmunes, desequilibrios hormonales y otros problemas diagnosticados que etiquetaban mi mala salud. Ambos nos sorprendimos con los resultados.

Los análisis de laboratorio no mostraron artritis reumatoide ni marcadores autoinmunes, todas las hormonas estaban equilibradas y los niveles de tiroides eran normales. Mis vitaminas y minerales también estaban dentro de los niveles normales. El doctor suspendió los medicamentos, incluyendo la levotiroxina.

Casi lloré de alegría. Esta prueba me dio un nuevo ánimo para seguir adelante. Entonces, los triunfos superan con creces las pruebas. Ver los cambios positivos en mi salud, niveles de energía y bienestar general ha sido inspirador, un testimonio del poder transformador del ayuno intermitente. No podía quedarme con mi investigación y experiencia para mí sola.

Como una mujer de más de 50 años, te aseguro que posees el increíble poder y la fortaleza para moldear positivamente tu salud y bienestar.

El ayuno intermitente, complementado por un estilo de vida de apoyo, ofrece un camino para recuperar el control sobre tu salud, una ventana de ayuno a la vez.

Gracias, desde el fondo de mi corazón, por permitirme compartir este viaje contigo. Te deseo salud, felicidad y un inmenso éxito mientras emprendes tu camino con el A.I. Que te lleve a una salud enriquecida, una vitalidad inquebrantable y una alegría ilimitada.

¡Te envío gratitud y mis mejores deseos!

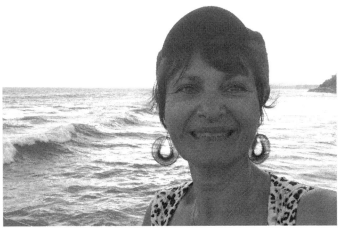

¡Buena salud para ti!

Estimado lector:

Ahora has aumentado tu conocimiento sobre "Ayuno Intermitente para Mujeres Mayores de 50: Pérdida de Peso y Longevidad" por Evelyn Gonzales Dilworth. Esta guía fue diseñada para empoderar a las mujeres mayores de 50 en su camino hacia una mejor salud y vitalidad. Este libro ofreció conocimientos invaluables sobre los beneficios del ayuno intermitente, específicamente adaptados para mujeres en sus mejores años.

Como lector valioso, tus comentarios son increíblemente importantes para otros que buscan salud. Si encontraste este libro perspicaz y beneficioso, te agradecería que compartieras lo que aprendiste dejando una reseña en Amazon si aún no lo has hecho. Tu reseña ayudará a otros lectores a tomar decisiones informadas y alentará y apoyará la misión del autor de empoderar a las mujeres a través del conocimiento y el bienestar.

Para escribir una reseña en Amazon:

1. Inicia sesión en tu cuenta de Amazon y busca la página de "Ayuno Intermitente para Mujeres Mayores de 50: Pérdida de Peso y Longevidad" por Evelyn Dilworth.

2. ¡Sección de "Reseñas de Clientes"!

3. Haz clic en el botón "Escribir una reseña de cliente".

4. Califica el libro y comparte tus pensamientos y comentarios honestos.

5. Haz clic en "Enviar" para publicar tu reseña.

Aprecio tu apoyo en compartir el mensaje transformador de salud y longevidad vibrante con otros.

16
Referencias

Autumn, E. (s.f.). Ayuno intermitente para mayores de 50 años: 5 consejos para el éxito. Autumn Elle Nutrition.

Brighten, J. (s.f.). Ayuno intermitente para la menopausia. Dr. Brighten. https://drbrighten.com/intermittent-fasting-for-menopause/

Caria. (s.f.). Manejo de la menopausia un respiro a la vez. Hello Caria.

Copper H2O. (s.f.). Ayuno intermitente e hidratación: Guía completa. Copper H2O.

Goldner, B. (s.f.). Dra. Brooke Goldner. GoodbyeLupus.com

Greger, M. (s.f.). Cómo no morir. Flatiron Books. Nutritionalfacts.org

Harvard T.H. Chan School of Public Health. (s.f.). Longevidad saludable. Harvard T.H. Chan School of Public Health.

Healthline. (s.f.). 12 beneficios de la meditación basados en la ciencia. Healthline. https://www.healthline.com/nutrition/12-benefits-of-meditation

Healthline. (s.f.). 20 superalimentos para equilibrar las hormonas que debes empezar a comer hoy. https://wellnesswithedie.com/hormon e-balancing-super-foods/

Healthline. (s.f.). 5 movimientos de Pilates para la menopausia. Healthline. https://www.healthline.com/health/pilates-moves-f or-menopause

Healthline. (s.f.). Cómo el ayuno intermitente afecta la salud del cerebro. Healthline.

Healthline. (s.f.). Dieta para la menopausia: Cómo lo que comes afecta tus síntomas. https://www.healthline.com/nutrition/menopause-di et

Healthline. (s.f.). Alimentación consciente y emocional. Healthline.

Healthline. (s.f.). Alimentación Consciente 101 — Una guía para principiantes. Healthline.

Hopkins Medicine. (s.f.). Cómo empezar el ayuno intermitente para personas mayores. https://www.hopkinsmedicine.org/health/wellness-and-preve ntion/intermittent-fasting-what-is-it-and-how-does-it-work

Hyman, M. (s.f.). Dr. Mark Hyman. Dr. Hyman. https://drhyman. com

Integrative Nutrition. (s.f.). Cómo crear un sistema de apoyo sólido: 10 consejos para la mujer que envejece hoy en día. Integrative Nutrition.

MensHealth. (s.f.). Horarios de ayuno intermitente: Tipos, cómo elegir, consejos. Men's Health.

Menopause Centre. (s.f.). Ayuno intermitente durante la menopausia: ¿Qué necesitas saber? Menopause Centre.

NCBI. (s.f.). Efectos del ayuno en lo fisiológico y psicológico. NCBI. https://www.ncbi.nlm.nih.gov/pmc/articles/

NCBI. (s.f.). Efectos del ayuno intermitente en el metabolismo cerebral. NCBI.

NCBI. (s.f.). Prácticas intergeneracionales basadas en evidencia. NCBI.

NCBI. (s.f.). Ejercicio después de la menopausia: Qué hacer y qué no hacer. NCBI. https://www.ncbi.nlm.nih.gov/pmc/articles/PMC32 96386/

NCBI. (s.f.). Ayuno intermitente y salud metabólica. NCBI. https://www.ncbi.nlm.nih.gov/pmc/articles/PMC8839325/

NCBI. (s.f.). El ayuno intermitente contribuye a la alineación de los ritmos circadianos. https://pubmed.ncbi.nlm.nih.gov/33530881/

NCBI. (s.f.). Nutrición en mujeres menopáusicas: Una revisión narrativa. NCBI. https://www.ncbi.nlm.nih.gov/pmc/articles/PMC83 08420/

NCBI. (s.f.). Estrategias para mejorar la adherencia a la pérdida de peso dietética. NCBI. https://www.ncbi.nlm.nih.gov/pmc/articles/ PMC5618052/

ScienceDaily. (s.f.). Cómo el ayuno intermitente afecta las hormonas femeninas. https://www.sciencedaily.com/releases/2022/10/22102 5150257.htm

StartUs Insights. (s.f.). Principales 10 tendencias de wearables médicos en 2023. StartUs Insights. https://www.startus-insights.com/innov ators-guide/medical-wearables-trends/

Temper. (s.f.). Historia de éxito del ayuno intermitente: Ayuno después de la menopausia. https://usetemper.com/learn/intermittent -fasting-success-story-fasting-after-menopause/

WebMD. (s.f.). Qué saber sobre el ayuno intermitente para mujeres después de los 50. WebMD. https://www.webmd.com/healthy-agin g/what-to-know-about-intermittent-fasting-for-women-after-50

Z.O.E. (s.f.). Cómo el ayuno intermitente afecta la salud del cerebro. Z.O.E. https://zoe.com/learn/intermittent-fasting-and-brain-health